Aktuelle Frauenforschung
Band 34

Schwangerschaft im Fadenkreuz

am Beispiel von Pränataldiagnostik
und »Erlanger Fall«

Astrid Beermann

Centaurus Verlag & Media UG 1997

Zur Autorin: *Astrid Beermann* ist Industriekauffrau und studierte Soziologie an der Universität Marburg, 1994 Abschluß zur Diplom-Soziologin. Sie absolvierte eine Weiterbildung zur analytisch orientierten Familientherapeutin und ist derzeit als Mitarbeiterin in einer Frühförder- und Beratungsstelle tätig.

Die Deutsche Bibliothek – CIP-Einheitsaufnahme

Beermann, Astrid:
Schwangerschaft im Fadenkreuz : am Beispiel von
Pränataldiagnostik und "Erlanger Fall" / Astrid Beermann. –
Pfaffenweiler : Centaurus-Verl.-Ges., 1997
  (Aktuelle Frauenforschung ; Bd. 34)

  ISBN 978-3-8255-0081-8   ISBN 978-3-86226-461-2 (eBook)
  DOI 10.1007/978-3-86226-461-2
NE: GT

ISSN 0934-554X

Satz: Vorlage der Autorin

was aber im großen geschieht
hat seinen grund im kleinsten
der geist des ganzen erwächst aus dem
was jeder einzelne tut

karl jaspers

Inhaltsverzeichnis

Einleitung

Die Hummel
wiegt 4,8g.
Sie hat eine
Flügelfläche
von 1,45 cm^3
bei einem
Flächenwinkel
von 6°.
Nach dem Gesetz
der Aerodynamik
kann die Hummel
nicht fliegen.
Aber die Hummel
weiß das nicht!
(D. Dorenbeck)

Qua Natur ist Frauen die Fähigkeit gegeben zu gebären. Ihre Fruchtbarkeit hält den Ursprung existentiellen Seins immer wieder vor Augen und gibt bis heute viele Rätsel auf. In frühen Naturvölkern stand das weibliche Gebärvermögen für ein Bild kosmischer Schöpfung und wurde hoch verehrt.

Heutzutage ist von den jahrtausendealten kulturellen Traditionen im Umgang mit Zeugung, Schwangerschaft und Geburt kaum noch etwas übriggeblieben. An ihre Stelle sind die Maxime der Plan- und Machbarkeit getreten mit dem Ziel, den Entstehungsprozeß menschlichen Lebens mit technologischer Unterstützung zunehmend herstellbar und dadurch manipulierbar zu machen.

Die im genannten Sinne spezifisch »weibliche Natur« gilt im medizinisch-wissenschaftlichen Rahmen als »unperfekt«, »willkürlich« und aus diesem Grund »behandlungsbedürftig«. Der Frau wurde ihre »Natur« zu einer »biologischen Last« umgedeutet.

Der Titel meiner Arbeit beinhaltet bereits die Hypothese, die von einer staatlichen Kontrolle weiblicher Gebärfähigkeit ausgeht. Diese gilt es in der Auseinandersetzung mit den sie berührenden Aspekten zu überprüfen.

Teil I befaßt sich mit der Entstehung und Entwicklung der Kontrolle weiblicher Gebärfähigkeit (Punkt 1). Im Mittelpunkt steht die Betrachtung der sozialen Kontrolle der Frau durch die medizinische Wissenschaft, die im Laufe der Geschichte immer besser zu gelingen scheint und in Zusammenhang mit dem gesellschaftlichen Wandel des Naturbegriffes gesehen werden muß. Mittels des historischen Kontextes lassen sich Motivationen erkennen und Sinnzusammenhänge zur aktuellen Situation herstellen.

Die Natur der Sache bedingt eine zwangsweise Verbindung zwischen Staat und medizinischer Wissenschaft. Unter Punkt 2 stelle ich die Verflechtung dieser Bereiche und ihre ökonomische Dimension dar, um mich der Klärung der Frage zu nähern, *wer* eigentlich kontrolliert und welche Bedeutung dieser Kontrolle beigemessen wird. Hierbei wird im besonderen auf die staatliche Förderung im Bereich der Genomforschung eingegangen, deren Forschungsergebnisse sich im Rahmen pränataler Diagnostik niederschlagen.

In Teil II setze ich mich mit der Frage auseinander, *wie*, d.h. auf welchem Wege, die Kontrolle weiblicher Gebärfähigkeit funktioniert. Die Gewährleistung von Kontrolle bedingt ein bestimmtes Instrumentarium, das handlungsanleitende Regelungen im Umgang mit Zeugung, Schwangerschaft und Geburt vorgibt. Mittel zum Zweck sind hierbei Gesetze und Richtlinien. Die Einhaltung formaler Kriterien und eine gesicherte Datenerfassung und -vernetzung vervollständigen den Kontrollmechanismus. In diesem Zusammenhang stehen auch die »eugenische Indikation« (Punkt 4) und die »humangenetische Beratung« (Punkt 5), wobei Institutionen wie Jurisprudenz und Medizin staatliche Interessen in die Praxis umsetzen.

Punkt 6 zeigt auf, wie wissenschaftliche Defintionsmacht gesellschaftliche Wahrheiten hervorbringt, und wie diese im Bereich von Schwangerschaft und Geburt neue Zwänge bedeuten. Indem Schwangerschaft zum Risiko erklärt wird, erhält sie die Aura einer Bürde, deren Bewältigung nur mit medizinisch-wissenschaftlicher Unterstützung gelingen kann. Hierbei nimmt die »Orientierung am Risiko« eine Schlüsselfunktion ein.

Zur Beurteilung der Effizienz von Kontrolle muß die Frage geklärt werden, ob die Gesellschaftsmitglieder, auf die die Kontrolle ausgerichtet ist, hier: die Frauen bzw. Eltern, tatsächlich erfaßt werden und das erwünschte Verhalten hervorbringen. Punkt 7 stellt heraus, wie das staatlich »Gesollte« zum individuellen Maßstab des Handelns gemacht wird. Hierbei spielen sozialer Druck, negative und positive Sanktionen in Form von Drohung und Ansporn eine Rolle.

Teil III der Arbeit wendet sich der Auseinandersetzung mit der Praxis pränataler Diagnostik und dem (noch) Spezialfall Schwangerschaften hirntoter Frauen zu.

Punkt 8 behandelt die Darstellung und den Charakter der verschiedenen vorgeburtlichen Diagnoseverfahren, die inzwischen zu selbstverständlichen Eingriffen in der Schwangerenvorsorge geworden sind. Hierbei wird auch einer kritischen Betrachtungsweise Platz gewährt, die sich mit der Abwägung der vorgegebenen Risikovermeidung gegenüber der durch Pränataldiagnostik erzeugten Risiken beschäftigt.

Der »Erlanger Fall« zeigt den Umgang mit einer »hirntoten Schwangeren«. In dieser Situation, in der die Frau ganz »ausgeschaltet« zu sein scheint, gilt mein Interesse der Art und Weise der hier greifenden Mechanismen. Im Zentrum steht die Frage, welche Bedeutung der schwangeren Frau und welche ihrer Leibesfrucht zukommt.

In diesem Kontext drängt sich die Verbindung zur Forschung an einer künstlichen Gebärmutter auf, die den Entstehungsprozeß menschlichen Lebens ohne die Frau zum Ziel hat, und die abschließend das »große Ziel« staatlicher, d.h. patriarchaler Kontrolle weiblicher Gebärfähigkeit herauskristallisiert, nämlich die Aneignung des weiblichen Gebärvermögens durch die männerdominierte medizinische Wissenschaft.

1 Das Interesse an der sozialen Kontrolle der Frau und die medizinische Wissenschaft aus historischer Perspektive

Das Interesse an den Abläufen von Empfängnis, Schwangerschaft, Geburt und Mutterschaft hat eine lange Tradition.

Bis ins Mittelalter wird der Umgang mit der weiblichen Gebärfähigkeit allein von Frauen bestimmt. Hebammen sind von der Gemeinschaft der Frauen gewählte (vgl. Duden 1987:31ff.), kompetente Frauen, die sich durch ihre umfassende Kenntnis auszeichnen und das allgemeine Vertrauen genießen.

Das schwangerschafts- bzw. geburtsspezifische Wissen speist sich aus der Erfahrung und wird mündlich und praktisch »vererbt«.

> "Denn Schwangerschaft und Geburt waren kollektive, weibliche Ereignisse, um die sich viele rituelle Feste rankten, deren Zeremonienmeisterinnen die Hebammen waren." (Schindele 1993a:24)

Mit dem Beginn der christlichen, universitären Ausbildung des Arztes im Mittelalter, von der Frauen ausgeschlossen sind, entsteht der Prototyp unseres heutigen Mediziners (vgl. Bochnik 1985:29ff.; Kaupen-Haas 1990:176ff.). Mit der Monopolstellung des Arztes über den Körper schwindet im Laufe der nächsten Jahrhunderte eine Vielzahl von Heilberufen.

Das Christentum, das zunehmend an Einfluß gewinnt, greift traditionelle medizinische Lehren auf und rezipiert diese in ihrem Sinne.

So findet auch die Humoralpathologie[1] Galens Eingang in die christlich orientierte Medizin. Diese trägt mit zum Konstrukt des Wissens um die körperlich-seelische Minderwertigkeit der Frau bei, das die Kirche auf theologischer Ebene ausbaut.

> "Humoralpathologisch besehen ist die Frau an ihrer weiblichen Konstitution im Grunde natürlicherweise krank, und ihre Menstruation hat den Charakter eines regelmäßigen natürlichen Aderlasses, der sie vor den Folgen ihres Leidens bewahrt." (Fischer-Homberger 1984:35)

Die christlich geprägte Medizin befaßt sich nur theroretisch mit der Geburtshilfe. Moralisch gilt eine ärztliche Hilfeleistung in diesem Bereich als verwerflich. Nach christlicher Lehre solle die Frau, als Sühne, in Schmerzen gebären. Einzig in der

---

1 „Die Humoralpathologie basiert auf der Annahme, Grundlage des körperlichen Funktionierens seien 4 Säfte. Diesen Säften waren die 4 Elemente und die 4 Qualitäten, auch bestimmte Organe, zugeordnet. Krankheit wurde vor allem als eine Störung des Gleichgewichts zwischen diesen Säften bzw. ihren Eigenschaften verstanden." (Fischer-Homberger 1975:27)

Rolle der Mutter wird ihr Respekt gezollt. (vgl. Fischer-Homberger 1975:148; Kaupen-Haas 1990:176)

Beim Übergang vom Mittelalter zur Neuzeit zeichnet sich ein Wandel des Naturverständnisses ab. Bisher gelten menschlicher Leib, Gesellschaft und Kosmos als ein zusammenhängender Organismus und die Natur als nahrungsspendende Mutter, aber auch als grausam, wild und unbeherrschbar.

Es entwickelt sich die Vorstellung, sich den wilden, unbezähmbaren Teil der Natur im Sinne einer passiven Materie zu unterwerfen.[2] Mit mechanischen Hilfsmitteln und auf dem Wege des eingehenden Studiums der Natur, auch und vor allem mit den Mitteln der Gewalt, will der Mensch (der Mann) die Herrschaft über die Natur erlangen. Er macht sich daran, eine neue, »künstliche« Natur zu schaffen, zu erzeugen.

Das bedeutet für Frauen, die mit ihrem Leib bis dahin die Macht der Natur bzw. des Kosmos symbolisieren, daß ihnen ihre Geheimnisse, ihr Wissen und die »Macht« über die Entstehung des Lebens entrissen werden. Ein Beispiel hierfür sind die Hexenverfolgungen bzw. Hexenprozesse. Die Folterer legitimieren ihre Gewalt mit dem Willen Gottes und dem sich daraus ergebenden »Nutzen« für die Menschheit.

Das Wissen über die ehemals "weiblichen Heilkünste" (Kaupen-Haas 1990:176) wird den Hebammen und Heiler/-innen durch neue Verfahrensregeln und formal sanktionierte Ausbildungskriterien (Hebammenordnung[3]) entzogen. Somit wird die Hebammenfunktion gegen Ende des 15. Jahrhunderts in eine christliche Sinnwelt mit ihrer inhärenten patriarchalen Ordnung gestellt.

Konkrete Gewalt, gemeint ist die physische Vernichtung von Frauen, und die Macht der Schrift verschütten traditionelle weibliche Formen des Wissens und deren Weitergabe. Fortan haben Frauen keine Möglichkeit mehr, die medizinische Wissenschaft im Umgang mit Schwangerschaft und Geburt zu beeinflussen.

1532 tritt erstmals ein gesetzliches Abtreibungsverbot mit Androhung der Todesstrafe in Kraft.[4]

Doch die Kontrolle weiblicher Gebärfähigkeit steht erst am Anfang ihrer Entwicklung. Bislang ist der Arzt von dem Wissen und den leiblichen Empfindungen einer Schwangeren abhängig. Zudem gibt es noch nicht die Vorstellung, daß jede Empfängnis potentiell ein neues Leben bedeutet. Z.B. wird zwischen einer "wahren

---

2 Theoretisch legitimiert vor allem durch Francis Bacon (1561-1626). (vgl. Merchant 1987:142ff.)

3 Die Erfindung und Verbreitung des Buchdruckes unterstützt wesentlich eine Verallgemeinerung dieser Strukturen.

4 Als Abtreibung im Sinne einer Tötung wird das Töten einer lebendigen Leibesfrucht (ab 5. Monat) angesehen. Bis zum 5. Monat gilt die Frucht als unbelebt. (vgl. Bergmann 1992:200)

Frucht" und einer "Mole" (vgl. Bayer 1993:63ff.) oder einem "Mondkalb" (Duden 1992) unterschieden.[5]

Die Neuzeit, inspiriert durch die zunehmende Institutionalisierung der Maschinentechnologie[6], ist von einer mechanistischen Wahrnehmung von Natur, Gesellschaft und Leib geprägt. Das Bild eines mechanisch funktionierenden »Körpers« entsteht.[7]

Analog dazu stehen jetzt Aufbau und Struktur des Körpers, das Studium seiner Einzelteile (Anatomie), im Mittelpunkt des medizinischen Interesses. Diese Auffassung steht im krassen Widerspruch zur organizistischen Sichtweise des Mittelalters.

Das neue Bild des Körpers als produktiver Faktor in der Ökonomie bestimmt die Zielvorgabe, Wohl und Gesundheit der Bevölkerung herzustellen. »Gesundheit« und »Krankheit« gelten als zwei Pole zwischen denen nach den "Prinzipien der Vernunft und Rationalität" (Bergmann 1992:56) ein neuer Mensch kreiert wird.

> "Diesen Wunsch nach einem gesunden Körper in ein wissenschaftlich zementiertes Raster von Normen und Pathologien gegossen und damit ein ganz neues Menschenbild geschaffen zu haben, ist eine Leistung der politischen Medizin. Durch die Zuschreibung dieses Wunsches und seine Verankerung in der Natur des Menschen, materialisiert sich das Menschenrecht (...) als ein Recht auf Gesundheit, und eine neue körperliche Abhängigkeit von unerfüllbaren professionellen Versprechungen wird konstituiert. Santé, Gesundheit, health werden im Laufe eines Jahrhunderts die Voraussetzungen, um immer neue und immer mehr Pathologien zu definieren, zu diagnostizieren und für so anstößig zu halten, daß sie Behandlung fordern." (Duden 1987:33)

Im 18./19. Jahrhundert festigt die bürgerliche Definition des weiblichen Geschlechtscharakters die vorgefertigte gesellschaftliche Ordnung patriarchaler Vorherrschaft.

In Gebäranstalten finden Ärzte ihr »Experimentierpotential« für einen ungehinderten Zugriff auf den weiblichen Körper.

Das weibliche Ei wird entdeckt (vgl. Fischer-Homberger 1984:154ff.), und es zeigt sich, daß je sichtbarer das einst Unsichtbare wird, desto mehr wird den Frauen ihr Leib enteignet.

---

5 Interessanterweise ist das Wort »Mole« auch heute noch Bestandteil des juristischen Sprachgebrauchs. Es bezeichnet ein "krankhaft entartetes Ei" (Vorbemerkung zu §211 StGB).

6 Maschine kommt von »machina«, Kriegsgerüst zur Erstürmung der Stadtmauern. (vgl. Werlhof 1991:20)

7 Die Maschinen-Metapher wird besonders bei René Descartes in seinem Werk "L'homme" (vgl. Merchant 1987:193) deutlich. Analog lassen sich viele Beispiele im heutigen wissenschaftlichen Sprachgebrauch finden, wie z.B. "Körperzellen ... um(zu)programmieren" (BMG 1993:55). Das Wort »Körper« kommt vom lateinischen »corpus«, der Leichnam. (vgl. Werlhof 1991:10)

"Diese neuen wissenschaftlichen Praktiken, die den Foetus inkorporieren, entstammen wie jene, die den extrakorporalen 'Maschinen-Körper' beleben, dem Instrumentarium der Disziplin. Erst werden die Frauen in der Klinik verortet, dann ihre Körper vermessen und verglichen, schließlich werden Regeln abgeleitet, die zur individuellen Bewertung und zur Benennung des Normalen führen. Mit diesen Disziplinarprozeduren eröffnet sich ein neues Feld der Wahrheit, das sowohl die zukünftige geburtshilfliche Praxis, als auch die Schwangerschaftsdiagnostik bestimmen wird." (Bayer 1993:69)

Der »Embryo«/»Fötus«[8] ist bereits Ende des 17. Jahrhunderts Gegenstand reger wissenschaftlicher Debatten gewesen und erscheint Anfang des 18. Jahrhunderts als Thema auch in juristischen Auseinandersetzungen, erlangt aber in der Gynäkologie bis Mitte des 18. Jahrhunderts keinerlei vorrangige Bedeutung. (vgl. Bayer 1993:63)

Die medizinische Kontrolle der Schwangerschaft setzt etwa zu Beginn des 19. Jahrhunderts ein.[9]

Die Aufteilung der Einheit Frau und Leibesfrucht in Frau und »Fötus« erscheint jetzt durchführbar. Gedanklich wurde sie bereits mit dem Christentum eingeführt, "mit dem Glauben, daß der Embryo als eigenständiges Geschöpf Gottes der Mutter nur als Leihgabe eingepflanzt sei, die Schwangere nur das Gefäß für den göttlichen Schöpfungsakt darstelle" (Flügge 1990:172f.).

Diese Argumentation ist Ausdruck eines geistigen Zeugungsprinzips in Anlehnung an das antike Modell des Mannes als Erzeuger und der Frau als Materie. Man folgt der "Utopie überwundener Natur" (Bergmann 1992:11). Der Kreislauf des Lebens wird dem "Prinzip der Linearität" (ebd.) unterworfen. Ein Körper gilt als sterbliche Hülle, hingegen erwecken Keimzellen die Assoziation von Unsterblichkeit.

Bevölkerungspolitische Konzepte der Geburtenkontrolle symbolisieren funktionell die Ordnung der Geschlechter. Denn es geht

"um die gesellschaftspolitische Beherrschbarkeit weiblicher Fruchtbarkeit. Das Gebären wurde weiblicher Willkür, Sexualität und des 'weiblichen Chaos' entledigt und statt dessen zu einem Akt instrumenteller Vernunft transponiert und umdefiniert. (...) Das Paradigma der Rationalität, dem 'Fortpflanzung' neu zu entwerfen war, schuf ei-

---

8 Ich ziehe den Begriff »Leibesfrucht«, auch wenn er etwas veraltet klingt, vor, da er meines Erachtens am besten die bestehende (und immer mehr »wegdiagnostizierte«) Symbiose aus einer schwangeren Frau und ihrer Frucht ausdrückt. »Embryo« und »Fötus« sind medizinisch-wissenschaftlich geprägte Begriffe. Zur Verdeutlichung dieser Diskrepanz kennzeichne ich diese jeweils in solchen Zusammenhängen mit Doppelpfeilen.

9 1821 werden die ersten Herztöne eines Fötus erhorcht, 1830 wird dies durch Stethoskope professionalisiert, und Ende des Jahrhunderts macht der Einsatz von Röntgenstrahlen erstmals einen kleinen Schädel der Leibesfrucht sichtbar, dem die Visualisierung des Skeletts und die Einsicht in die verschiedenen Entwicklungsstadien folgen. (vgl. Bayer 1993:71)

nen modifizierten, man kann sagen, einen modernen Naturbegriff: Menschliche 'Natur'
schien durch Selektion produzierbar, an gesellschaftliche Effizienz anpaßbar, indem
bestimmte Aspekte bislang unbeherrschbarer Natur medizinisch-technisch ein für alle
mal wegzurationalisieren waren." (Bergmann 1992:12ff.)

Gesetzlich schlagen sich die neuen wissenschaftlichen Erkenntnisse bzw. Einstel-
lungen 1871 im §218 des Deutschen Reichsstrafgesetzbuches nieder. Darin wird
eine Abtreibung als allgemein strafbarer Tatbestand verankert und die Befruchtung
als Zeitpunkt des Beginns menschlichen Lebens festgelegt.

Während des 19. Jahrhunderts rückt das Gehirn als zentrales Körperorgan in den
medizinischen Mittelpunkt. Aus den neuen Erkenntnissen wird dessen Steuerungs-
potenz des »Lebenswertes« und die damit verbundene gesellschaftliche Position
des/der einzelnen abgeleitet.

Die zunehmende Bedeutung der Genetik im 20. Jahrhundert wird in gleicher
Weise herangezogen. Und schon steht als »Nachfolger« der Gentechnik die Evolutions-Technologie[10] an.

Nur der Wissenschaft zugängliche Bestimmungsmöglichkeiten des Unsichtba-
ren, wie z.B. Gene, Hormone, »Föten«, weisen den Weg zu einer medizinisch kon-
trollierten Bevölkerung. In der Schwangerenvorsorge kommt dieser Mechanismus
deutlich zum Vorschein. Das bedeutet auch, daß der gemeinsame Wissensvorrat der
Gesellschaft zugunsten einer fortschreitenden wissenschaftlichen Spezialisierung
verschwindet.

Die Vorstellung, Natur rational beherrschen und kontrollieren zu können, ist der
Hintergrund für diese Sichtweise des »Körpers« als ein funktionstüchtig organisier-
tes System, ein System, das zunehmend herstellbar gemacht wird.[11]

"Doch auch daran wird man sich gewöhnen. Wie an die Jungfrau, die in England
künstlich Mutter wurde, an die Amerikanerin, die für ihre Tochter deren Kind und
damit ihren eigenen Enkel austrug, an Leihmütter, Embryonenhandel- und forschung,
an eingefrorenes Leben im Wartestand, an Gebärmaschinen und Mütter nach den
Wechseljahren. Keine Fiktion, alles bereits heute Realität." (FR vom 26.10.1993)

Die Leibesfrucht ist zum Patienten geworden und hat Personenstatus erlangt. Beim
5. Internationalen Symposium "Der Fötus als Patient" 1989[12] proklamieren Medizi-

---

10 "Im Gegensatz zur Gentechnik geht es bei der Evolutions-Technologie nicht mehr um
   Mikroorganismen oder um komplexe Lebewesen, nicht mehr um manipulierte Pflanzen oder
   Tiere, sondern allein um Moleküle, die kleinsten Einheiten der chemischen Verbindungen, also
   um nichtlebendige Materie."(Emmrich 1993:6) "Bei der Evolutions-Technologie wird die
   Evolution selbst als Prozeß in Gang gesetzt." (Lindemann zit. nach Emmrich 1993:6)
11 Beispiele hierfür sind das Klonen von »Embryonen« (vgl. FR vom 25., 26., 27., 30.10.1993;
   Bräutigam/Weymayr 5.11.1993) und die Transplantationsmedizin. (vgl. FR vom 18.09.1993:
   "Fünfjährige bekam sieben neue Organe eingepflanzt")

8

ner/-innen[13] bestimmte Rechte für den »Fötus«. Darunter solche wie dasjenige auf "den Zugang zu den modernsten Techniken der Vorgeburtsmedizin", "Zugang zur chirurgischen Pharmakotherapie", "Zugang zu den neuesten Methoden der Datenverarbeitung" und "das Recht auf eine intelligente Mutter-Kind-Beziehung durch die Entwicklung von Selbstüberwachungsmitteln und die Verhinderung mütterlicher Komplikationen"[14] (Peters 1993:198). Es geht um "die Chancen, die die Natur dem Ungeborenen gibt und die wir Ärzte möglicherweise verbessern können, und gemeint sind die Rechte des Embryos auf Leben und Gesundheit, die es auch gegenüber seiner eigenen Mutter oder der Gesellschaft und Umwelt zu vertreten gilt" (Berg 1989:18).

Die Spaltung eines Subjektes, nämlich die schwangere Frau, in zwei, ermöglicht die Einmischung eines Dritten: ein Jurist, Arzt, Vater oder Ehemann, kurzum Repräsentanten/Repräsentantinnen von Recht, Wissenschaft oder Moral, die bei Interessensgegensätzen entscheiden. So läßt sich die Gebärfähigkeit für fremde Zwecke funktionalisieren.

> "Bei genauer Betrachtung sind es (...) die Rechte der modernen Geburtshelfer zur medizinischen Kontrolle der Leibesfrucht und - untrennbar damit verbunden - auch der Frau. Dem Fötus wird lediglich das Recht auf seine Beurteilung zugestanden, vorgenommen von den MedizinerInnen. Der Fötus soll allerdings auch das Recht haben, nicht geboren zu werden. Dieses Recht basiert ausschließlich auf den prognostizierten Lebenschancen." (Feyerabend 1991:17ff.)

»Teile und herrsche« kann als epochenübergreifendes Motto zur Unterdrückung weiblicher Autonomie verstanden werden.

Die Frau als entscheidungsfähige Person verschwindet zusehends, was sich auch in der wissenschaftlichen Terminologie widerspiegelt.[15] Übrig bleibt ihr Status als »Rohstoffquelle«[16], »Fortpflanzungsgefäß« bzw. »uterines Umfeld«.

---

12 Anläßlich des 200. Jahrestages der Französischen Revolution, d.h. der Erklärung der Menschenrechte. (vgl. Peters 1993:198)

13 Auch wenn ich die Schreibweise, die beide Geschlechter einbezieht, gewählt habe, soll dieses nicht darüber hinwegtäuschen, daß der Bereich der Gynäkologie bis heute eine Männerdomäne darstellt. Alle Chefärzte von Frauenkliniken in der Bundesrepublik Deutschland sind männlichen Geschlechts und der Anteil niedergelassener Frauenärztinnen beträgt bislang nur 20 %. (vgl. Schindele 1993a:9)

14 Z.B. werden in den USA bereits Kaiserschnitte gerichtlich verordnet (»pränataler Delikt«), wenn Mediziner/-innen darin einen Vorteil für den »Fötus« sehen. Zu 80 % betrifft dies schwarze, spanisch-stämmige und indianische Frauen. Ein weiteres Beispiel ist die Anklage einer Frau wegen Mordes, aufgrund von Drogenkonsum während der Schwangerschaft. (vgl. Daele 1988:194;Peters 1993:203;Schulz 1992:119;Wuermeling 1989:132)

15 Wissenschaftliche Bezeichnungen wie z.B. "schlechte Eier" aus denen Mediziner/-innen "schön gewachsen(e)" machen, "verseuchte Eileiter, feindliche Gebärmütter" (Klein 1990:158) sind Ausdruck der Reduktion einer gebärfähigen Frau auf ihre »defekten Teile«.

Biologische Spezifitäten der Geschlechter verschwinden zugunsten eines androgynen Menschenbildes. Dadurch verwischt auch die Grenze, die eindeutig dem weiblichen Geschlecht das Gebärvermögen zuordnet.

Gekennzeichnet ist dieser Vorgang z.B. durch die Betonung der sozialen Elternschaft in Form von Formulierungen, die sowohl eine Frau als »werdende Mutter« als auch einen Mann als »werdenden Vater« bezeichnen bzw. gar nicht mehr die Frau erwähnen, sondern nur noch von Eltern und Paar sprechen.[17] Der Mann wird als zusätzliches »Kontrollorgan« mit in die Schwangerschaftsvorsorge einbezogen. So vermißt man/frau in den Vorsorgebroschüren schon fast das Bild eines schwangeren Mannes. (vgl. Humana 1993:1)

Spezifisch weibliche Erfahrungen und Empfindungen im Umgang mit Schwangerschaft haben in der medizinischen Wissenschaft keine Gültigkeit mehr und werden mit der Begründung, emotional und damit »unwissenschaftlich« zu sein, abgetan. Erst auf der Basis sachlicher, naturwissenschaftlich-technischer Verifizierbarkeit des Schwangerschafts- und Geburtsprozesses, der im wahrsten Sinne des Wortes Licht ins Dunkle bringt, wird nach Meinung der Mediziner/-innen dem Zustand einer Schwangerschaft Genüge getan. All das, was eine Frau und ihre Leibesfrucht betrifft, steht in der medizinischen Wissenschaft unter dem Dogma:

"Einige Wissenschaftler hielten es schon früher für möglich und manche Mutter hat es geahnt, aber wirklich gewußt hat es niemand (...) ." (Humana 1993:5)

Aus der historischen Perspektive[18] heraus wird ersichtlich, daß die soziale Kontrolle der Frau durch die medizinische Wissenschaft bereits in den Anfängen der patriarchalen Gesellschaftsstruktur wurzelt. Philosophische Lehren der Antike und vor allem die Verbreitung des Christentums haben diesen Prozeß wesentlich vorangetrieben.

In einer solchen Geisteshaltung ist von vornherein ein Herrschafts- und Hierarchieverhältnis der Geschlechter angelegt. Die Zuordnung der Frau zur als inferior erklärten Natur legitimiert ihre Kontrolle durch Medizin und Staat. Ein weibliches Konzept von Fruchtbarkeit hat keine Chance.

Auf dem eingeschlagenen medizinisch-wissenschaftlichen Pfad wird Lebendiges mechanisiert und zerstückelt. Die gesetzte Trennung der Frau von ihrer Leibesfrucht verdrängt den Anteil der Frau am Schwangerschaftsprozeß, läßt das Bild verschwimmen, daß allein aus ihr heraus neues Leben kommen kann. Erklärtes

---

16 Z.B. wurden in Österreich Studentinnen für 10.000 Schilling zur »eggdonation« (Eispende) aufgerufen. (vgl. Schulz 1992:120)

17 Hierbei soll nicht die Beteiligung von Vätern/Männern an der Betreuung und Erziehung von Kindern in Frage gestellt werden, die seit einigen Jahren in Ansätzen dazu beiträgt, die soziale Lage der Frauen und Kinder zu verbessern. Es geht mir ausschließlich um die gesellschaftliche Wahrnehmung der biologischen Geschlechtsunterschiede.

18 vgl. auch Jakob 1994

wissenschaftliches Ziel ist der Zugriff auf das ungeborene Leben, um dieses kontrollieren und formen zu können.

2 Zur Verflechtung von Staat, medizinischer Wissenschaft und Industrie

Die staatliche Akzeptanz und Umsetzung wissenschaftlicher Erkenntnisse wurde im vorhergehenden Teil bereits angedeutet. In welchem Verhältnis die medizinische Wissenschaft, die Industrie und der Staat zueinander stehen, zeigt sich in den folgenden Ausführungen.

2.1 Die Subpolitik der Medizin[19]

Nach Meinung einiger Wissenschaftler/-innen steht die Politik der Problematik gegenüber, immer nur im nachhinein auf den rasanten wissenschaftlichen Fortschritt reagieren zu können, der sich im besonderen Maße auf das gesellschaftliche Zusammenleben auswirkt.

So war es z.B. auf einem Fachkongreß der SPD ein Thema, neue Strukturen zu erarbeiten, die das "Hase- und Igel-Spiel zwischen Forschung und Wirtschaft (beenden sollen), die immer schon am Ziel seien, wenn die Politik eintrifft" (Theisen 1991:134).

Der Soziologe Ulrich Beck beschäftigt sich mit der Frage, wie es möglich ist, daß medizinischer »Fortschritt« ungehindert gravierende gesellschaftsverändernde Lebensbedingungen einleitet und vorantreibt, während Überlegungen (z.B. ethisch-moralische) im Hinblick auf dessen Folgen bloß retrospektiv entlang der neu geschaffenen Tatsachen einsetzen können.

Dem Fortschrittsgedanken liegt eine angenommene Bedürfnisstruktur der Gesellschaftsmitglieder (Subjekte) zugrunde. Die Gestaltungsmasse, die der Fortschritt benutzt, also das Objekt zu dessen Erfüllung, ist die Natur, die es zu beherrschen gilt. Dabei wird "Naturbeherrschung (...) in ihrer Generalisierung unterderhand im wahrsten Sinne des Wortes zur technischen Subjektbeherrschung (...)" (Beck 1986:335).

Dieser Prozeß setzt sich ohne vorausgegangenen bzw. zeitgleichen gesellschaftspolitischen Diskurs über die Bedeutung derartiger Innovationen durch. Z.B. wächst weltweit die Zahl der in der Retorte gezeugten Kinder, während Expertengremien noch oder erst über mögliche, eigentlich unabsehbare Folgen diskutieren und politische Konsequenzen (z.B. Gesetze) auf sich warten lassen.

Als einzige ist es der medizinischen Profession gelungen, Forschung, Ausbildung und Praxis unter einem "organisatorischen Dach" (Beck 1986:338), der Kli-

---

19 nach Beck 1986:329ff.

nik, zu vereinen. Der sozialen Struktur nach gibt es im Bereich der Medizin keine demokratischen Instanzen (Parlament, Öffentlichkeit) wie in der offiziellen Politik.

> "In den durchbürokratisierten, entwickelten Demokratien des Westens wird alles und jedes auf seine Rechtsförmigkeit, Zuständigkeit, demokratische Legitimation hin durchleuchtet, während es gleichzeitig möglich ist, an allen bürokratischen und demokratischen Kontrollen vorbei, entscheidungsverschlossen und unter dem Hagel der allgemein werdenden Kritik und Skepsis in außerparlamentarischer Normalität die Grundlagen des bisherigen Lebens und der bisherigen Lebensführung außer Kraft zu setzen. Auf diese Weise entsteht und erhält sich zugleich ein völliges *Ungleichgewicht zwischen externen Diskussionen und Kontrollen und interner Definitionsmacht medizinischer Praxis* (Hervorhebung im Text)." (Beck 1986:336)

Die Gleichzeitigkeit von Effektivität und Anonymität verstärkt die subpolitische Macht der Medizin. Bisherige kulturelle Grenzen können in einem Maße unumwunden überschritten werden, das die Einflußmöglichkeiten von Politik weit übersteigt.

> "Das, was gesellschaftlich als 'Gesundheit' und 'Krankheit' gilt, verliert im Rahmen des so organisierten medizinischen Monopols seinen vorgegebenen, 'naturwüchsigen' Charakter und wird zu einer in der Arbeit der Medizin innerprofessionell herstellbaren Größe. 'Leben' und 'Tod' sind danach keine feststehenden, dem menschlichen Zugriff entzogenen Werte und Begriffe mehr. Das, was als 'Leben' und 'Tod' sozial gilt und anerkannt wird, wird vielmehr *in der und durch die Arbeit der Mediziner selbst kontingent*, muß mit allen unabsehbaren Implikationen neu bestimmt werden - und zwar *auf dem Hintergrund und unter Zugrundelegung medizinisch-biologisch produzierter Sachverhalte, Probleme, Kriterien* (Hervorhebungen im Text)." (Beck 1986:339f.)

Öffentliche Kritik kann jeweils mit dem Schild »neue Erkenntnisse« von der medizinischen Wissenschaft abgeschmettert werden. Da alle medizinisch geschaffenen »neuen Tatsachen«, die nichts mehr mit bisherigen kulturellen, evolutionären Gegebenheiten gemein haben, selbst politisch und juristisch immer wieder nur auf der Grundlage medizinischer Definitionen und Diagnosen diskutiert bzw. abgewägt werden können, weitet sich die medizinische Handlungsvollmacht und Sicht der Dinge in alle Lebensbereiche aus und "objektiviert" (Beck 1986:340) sich.

So hat die Berufsgruppe der Mediziner/-innen mittels ihrer Strategie, Risiko- und Gefährdungslagen zu definieren und Behandlung in Aussicht zu stellen (vgl. 6), immer mehr Fäden in ihrer Hand, was außerdem verbunden mit der Kontrolle von Angebot und Nachfrage eine relative ökonomische Gestaltungsfreiheit bedeutet.

2.2 Bio-Macht - leben machen und sterben lassen[20]

Der Philosoph und Historiker Michel Foucault geht davon aus, daß dem Fortschritt in der medizinischen Wissenschaft eine bestimmte Macht zugrundeliegt, die mit dem Funktionieren eines Staates verknüpft ist. Im Hinblick auf die historische Entwicklung spricht er von einem politischen Diskurs, der sich, in biologische Begriffe übersetzt, unter einem wissenschaftlichen Deckmantel verbirgt.

Foucault sieht in der "Vereinnahmung des Lebens durch die Macht" (Foucault 1992:27) ein grundlegendes Phänomen des 19. Jahrhunderts. Das Lebewesen Mensch, das Biologische, wird verstaatlicht.

Die vorangegangenen vier bis fünf Jahrhunderte sind durch die alleinige Macht des "Souverän" (Foucault 1992:27)[21] über Leben und Tod gekennzeichnet. In seiner Funktion bestimmt er darüber, wer getötet und wer am Leben gelassen wird. Natürliche Phänomene wie Leben und Tod spielen demnach im Rahmen politischer Regelungen eine Rolle.

Der Souverän hat die Macht über jeden/jede Bürger/Bürgerin, d.h. über das Subjekt. Er teilt ihm das Recht zu sterben oder zu leben zu. Das Subjekt ist angesichts dieser Konstellation im Hinblick auf Leben und Tod "neutral" (Foucault 1992:29).

Doch die Macht des Souveräns über das Leben wirkt nur in dem Moment, in dem er töten kann. Foucault nennt es folglich das Recht, "sterben zu machen oder leben zu lassen" (Foucault 1992:28).

Im 17. und 18. Jahrhundert gewinnen vor allem die "Techniken der Rationalisierung und der strikten Ökonomie einer Macht" (Foucault 1992:29) an Einfluß, die sich der einzelnen Körper annehmen. Der Körper wird diszipliniert und auf die Technologie der Arbeit aus- und abgerichtet.

Ab etwa Mitte des 18. Jahrhunderts verbindet sich eine neue Macht mit dieser "Disziplinartechnik", die allerdings auf einer ganz anderen Ebene wirkt: die "Bio-Politik" bzw. "Bio-Macht" (Foucault 1992:30). Sie befaßt sich mit den "Menschen als Lebewesen" nicht mit dem einzelnen "Körper-Menschen" (ebd.). Die "Bio-Politik" bezieht sich auf die Bevölkerung, auf eine Vielzahl von Menschen. Im Mittelpunkt stehen allgemein die Geburtenrate, Sterberate, Krankheiten usw.

Zu dieser Zeit entstehen die ersten demographischen Untersuchungen und die sich daraus ergebenden statistischen Messungen der biologischen Phänomene einer Bevölkerung. Dabei gilt das Interesse in erster Linie den Aspekten der Geburten-

---

20 nach Foucault 1992

21 Jean Bodin (1530-96) bestimmte den Begriff der Souveränität, die den Staat kennzeichnet. Sie meint die absolute und dauernde, höchste (Befehls-) Gewalt. Inhaber der Souveränitätsrechte (Gesetzgebung, Kriegführung, Gerichts- und Finanzhoheit) ist der Souverän, der absolute Herrscher eines Staates. (vgl. Kunzmann u.a. 1992:101)

14

kontrolle, wie sie im 18. Jahrhundert praktiziert wird. Auf diesem Wege entsteht eine erste "Skizze einer natalistischen Politik" (Foucault 1992:31).

Ende des 18. Jahrhunderts geht es der "Bio-Politik" um Krankheiten als bevölkerungspolitisches Phänomen.

> "Krankheiten, die mehr oder weniger schwer auszurotten sind und die anders als die Epidemien nicht unter dem Blickwinkel einer häufiger vorkommenden Todesursache betrachtet werden, sondern als *permanente Faktoren des Entzugs von Kräften, der Verminderung der Arbeitszeit, des Schwindens der Energien, als ökonomische Kostenfaktoren, und zwar ebensosehr auf Grund des Produktionsausfalls wie auf Grund der Pflege, die sie kosten können* (Hervorhebung im Text)." (Foucault 1992:31)

Diese Phänomene, die eine Bevölkerung schwächen, führen zur Einrichtung einer Medizin, deren Hauptaufgabe in der "öffentlichen Hygiene" (ebd.) besteht. Im Zentrum stehen Probleme im Zusammenhang mit der Fortpflanzung, der Geburten- und der Sterberate. Vor allem in diesen Bereichen erhebt die "Bio-Politik" ihr Wissen und macht sie zu Feldern staatlicher Intervention.

Wirtschaftliche und politische Maßnahmen werden auf der Grundlage dieser gesamtgesellschaftlichen Erhebungen getroffen und auch auf dieser Ebene wirksam. Der jeweilige Einzelfall wird dabei vernachlässigt. Zufällige individuelle Ereignisse werden zu kollektiven Konstanten, die in einem bestimmten Zeitrahmen erfaßt wurden.

Die "Bio-Politik" trifft Entscheidungen, die dazu dienen, die Sterblichkeitsrate zu senken, das Leben zu verlängern, die Geburtenrate zu erhöhen etc.

> "Es handelt sich vor allem darum, Regulierungsmechanismen zu errichten, die in dieser globalen Bevölkerung mit ihrem Feld des Zufälligen ein Gleichgewicht fixieren, einen Mittelwert aufrechterhalten, eine Art Homöostasie (Gleichgewicht der Körperfunktionen, d.Verf.) etablieren und die Kompensationen gewährleisten können." (Foucault 1992:33f.)

Biologische Phänomene sollen vor dem Hintergrund einer »Bevölkerungsoptimierung« steuerbar gemacht werden.

Es geht um die Erfassung und Regulierung biologischer Prozesse des Menschen. "Bio-Politik" handelt nach dem Prinzip "leben zu machen und sterben zu lassen" (Foucault 1992:34). Das Leben allgemein soll qualitativ höherwertig werden, indem man seine »Schwächen« weitgehend eliminiert.

Dadurch wird gleichzeitig der Tod als Endpunkt des Lebens, der die Grenze der Macht darstellt, kontrolliert. Die Macht hat jedoch nur Zugriff auf die Morbiditätsrate, nicht auf den Tod an sich. Infolgedessen wird der Tod zum "Allerprivatesten" (Foucault 1992:35).

> "Wir haben also zwei Serien vorliegen: die Serie Körper-Organismus-Disziplin-Institutionen und die Serie Bevölkerung-biologische Prozesse-Regulierungsmechanismen. Staat." (Foucault 1992:37)

Mit Hilfe der dem Staat untergeordneten Institutionen, wie z.B. medizinische Einrichtungen, Krankenkassen, Versicherungen, greift er regulierend in die biologischen Prozesse einer Bevölkerung ein.

Da die auf den Körper ausgerichtete Disziplinarmacht und diejenige, die sich auf die Bevölkerung bezieht, auf verschiedenen Ebenen liegen, können sie gleichzeitig wirksam sein bzw. sich beide Mechanismen miteinander verbinden. Z.B. ist die Behauptung, daß ein häufig masturbierendes Kind lebenslang krank sein wird, als Sanktion auf der Ebene des Körpers zu verstehen. Gleichzeitig wirkt diese Disziplinierung auch auf der Ebene der Bevölkerung, denn es wird einer sexuell freizügigen Lebensart entgegengetreten und verhindert dadurch, daß Erbgut, das in diesem Fall als degeneriert angesehen wird, an eine zahlreiche Nachkommenschaft für viele Generationen weitergegeben wird. (vgl. Foucault 1992:39)

Für die Verbindung von Disziplinärem und Regulatorischem sorgt die "Norm" (Foucault 1992:40). Der/die einzelne steht demnach im "Inneren einer Macht, die den Körper und das Leben besetzt hat oder die (...) das Leben mit den Polen einerseits des Körpers und andererseits der Bevölkerung im allgemeinen besetzt hat" (ebd.).

Die "Bio-Macht", die sich des Lebens bemächtigt hat, bestimmt, was leben und was sterben muß. Das Feld menschlicher Biologie wird aufgeteilt und die Bevölkerung nach bestimmten Gruppen differenziert.

Hier wurzelt nach Foucault eine neue Art des Rassismus mit der Funktion zu "fragmentieren, Zäsuren innerhalb des biologischen Kontinuums vorzunehmen, auf die sich die Bio-Macht richtet" (Foucault 1992:42).

Eine weitere Funktion dieses Rassismus liegt in der Betonung von höher- bzw. minderwertigem Leben mit dem Tenor: "Wenn Du leben willst, dann muß der andere sterben." (ebd.)

Die "Bio-Macht" stellt bei ihrer Entscheidung über Leben und Tod die biologische Beziehung (keine militärische, kriegerische oder politische) in den Vordergrund. Degeneration wird durch Vernichtung der schlechten Rasse vermieden, damit sich die starke Rasse durchsetzen kann. Mit den Motiven der Selektion und des Kampfes ums Dasein gilt es, das "Anormale" auszumerzen, zugunsten eines höherwertigen "gesunden" und "reinen" Lebens. (vgl. Foucault 1992:43)

Ein nach der "Bio-Macht" funktionierender Staat braucht den Rassismus zur Sicherung seiner Tötungsfunktion. (ebd.)

Mit Tötung meint Foucault nicht nur die direkte Tötung eines Menschen, sondern auch Umstände, die zu einem indirekten Tod führen wie Zurückweisung, Vertreibung, jemanden Gefahren des Todes aussetzen usw.

> "Die Besonderheit des modernen Rassismus, das, was seine Spezifik ausmacht, ist nicht an Mentalitäten gebunden, an Ideologien, an Lügen der Macht. Sie ist mit der Technik der Macht verknüpft, mit der Technologie der Macht. Sie ist mit dem ver-

knüpft, was uns am weitesten von diesem Rassenkrieg und von dieser Intelligibilität
der Geschichte entfernt einordnet: in einen Mechanismus, der es der Bio-Macht ge-
stattet, ausgeübt zu werden. Folglich ist der Rassismus mit dem Funktionieren eines
Staates verknüpft, der gezwungen ist, sich der Rasse, der Eliminierung von Rassen
und der Reinigung der Rassen zu bedienen, um seine souveräne Macht auszuüben."
(Foucault 1992:45)

Auf den ersten Blick stellen die Perspektiven Becks und Foucaults einen Widerspruch dar. Aber bei genauerem Hinsehen scheint sich dieser Gegensatz aufzulö-
sen.

Die "Bio-Macht", der ein biologischer Rassismus zugrundeliegt, beinhaltet laut
Foucault einen bestimmten Mechanismus, der es ihr ermöglicht, ausgeübt zu werden. Sie ist demnach das Fundament, auf dem sowohl die Medizin als auch die Politik funktionieren. Politische Überlegungen, verstanden als Reaktionen auf medizinisch-wissenschaftliche Neuerungen, bedeuten deshalb nicht eine
»Unterlegenheit« von Politik gegenüber der Medizin.

2.3 Zum Prozeß der staatlichen Entscheidungsfindung

In der fortschreitenden Industriegesellschaft sind mit wissenschaftlichen und technischen »Errungenschaften« komplexe Folgeerscheinungen verbunden. Verant-
wortliches Handeln entwickelt sich aus dem Bereich unmittelbarer zwischen-
menschlicher Beziehungen heraus und wird sozialen Körperschaften und gesellschaftlichen Institutionen übertragen.

Der Staat ist aufgrund seiner verfassungsrechtlichen Pflicht, die Beachtung der
Grundrechte zu gewährleisten, zur verantwortungsvollen Technikfolgenabschätzung aufgerufen. Es ist unter anderem seine Aufgabe, Gefährdungen der Grundrechte, besonders derjenigen auf Schutz von Leben und Gesundheit, abzuwenden.

Vielfältige individuelle, gesellschaftliche und soziale Aspekte müssen im Rahmen einer verantwortungsvollen Technikfolgenabschätzung bedacht werden.
"Insofern gewinnt Technikfolgenabschätzung unter rechtlichen wie unter ethischen
Gesichtspunkten eine verfahrens- und organisationsrechtliche Dimension" (BMFT
1991:149).

In der Bundesrepublik Deutschland gibt es keine parlamentszugeordnete Institu-
tion (z.Zt. in Planung), die sich mit dieser speziellen Aufgabe der Technikfolgenabschätzung befaßt. Parlament und Regierung decken deshalb ihren Informationsbe-
darf durch verschiedene sogenannte Fachkommissionen.

Tätige im Bereich der Technikfolgenabschätzung sind primär Einzelgutachter,
interdisziplinäre Expertengremien und fakultätsübergreifende Ethikkommissionen.
Diese Fachkommissionen handeln im Auftrag des Deutschen Bundestages bzw.
einzelner Bundestags-Ausschüsse, der Bundes- bzw. Landesregierungen oder einzelner Ministerien.

Ethik- bzw. Expertenkommissionen gelten als "komplementäres Gefüge" (BMFT 1991:150), das die Kommunikation und den Prozeß der Konsensfindung zwischen Betroffenen, Sachverständigen und Öffentlichkeit organisiert. Die Kommissionen sollten sowohl mit naturwissenschaftlichen und medizinischen Sachverständigen als auch mit Experten aus den Sozial- und den sogenannten »normativen Wissenschaften« wie Theologie, Philosophie, Rechtswissenschaften und anderen relevanten Bereichen besetzt werden.

Die Aufgabe von Ethik- bzw. Expertengremien, denen ausschließlich eine beratende Funktion zukommt, besteht in dreierlei Hinsicht:

1 Sie sollen bei der Vorbereitung künftiger Regierungs- oder Parlamentsentscheidungen mitwirken. Bei dieser Vorbereitung politischer Zielvorgaben und der Ausgestaltung politischer und rechtlicher Rahmenbedingungen geht es in erster Linie darum, "Sachwissen der Experten in ethisch und rechtlich relevanter Form verfügbar zu machen und auszuwerten" (ebd.).

2 Die zweite Funktion besteht in der Kontrolle und Konkretisierung bereits erfolgter gesetzlicher Entscheidungen. Es geht hierbei also um die Interpretation unbestimmter oder sonst auslegungsbedürftiger Rechtsbegriffe und um die Ausgestaltung von Rechtsverordnungen, Satzungen oder Richtlinien. Letztendliche Entscheidungen aber, d.h. die politische Gewichtung, darf nur der demokratisch legitimierte Gesetzgeber selbst vornehmen.

> "So muß der Gesetzgeber selbst z.B. die Entscheidung darüber treffen, ob die Genomanalyse nur bei therapiefähigen Krankheiten zulässig sein soll, oder ob sie auch dann eingesetzt werden darf, wenn damit eine Grundlage für oder gegen einen Abbruch bei einer mit genetischen Risiken belasteten Schwangerschaft geschaffen werden soll. Beim Erstellen eines Katalogs von Gendefekten, die im Rahmen der pränatalen Diagnostik erhoben werden sollen, ist die Mitwirkung von Experten - etwa im Rahmen einer beratenden Kommission - sinnvoll und zulässig; das gilt insbesondere auch für das Erarbeiten untergesetzlicher Normen, wie z.B. Rechtsverordnungen oder Ausführungsrichtlinien." (BMFT 1991:150f.)

3 Neben den beiden genannten Funktionen sollen die Fachkommissionen Genforscher/-innen und Ärzte/Ärztinnen in Fällen von Gewissensentscheidungen Orientierungshilfen geben, indem sie ihre Sachkompetenz zur Verfügung stellen. Der/die jeweilige Arzt/Ärztin bzw. Forscher/-in bleibt aber für sein/ihr persönliches Handeln direkt verantwortlich.

> "Die Einhaltung von Verfahrensvorschriften, etwa das Einholen des Votums einer Ethikkommission, kann indes zum Inhalt einer Rechtspflicht gemacht werden. Ein formaler Verstoß führt dann bereits zur Rechtswidrigkeit etwa des ärztlichen Handelns, zumindest zum Verstoß gegen Standesrecht mit entsprechenden Sanktions-

Entscheidungen in Ethik- und Expertenkommissionen werden entsprechend rechtsstaatlicher Grundsätze, d.h. Regelung von Anhörungs- und Minderheitenrechten, Festsetzung beschlußfähiger Mehrheiten u.a., getroffen.

Im Rahmen der drei genannten Aufgaben der Ethik- bzw. Expertenkommissionen gilt bei der Strukturierung der Diskussion, besonders im Falle von Konkretisierungsproblemen, der Vorrang von Expertenwissen, wobei ärztliches und naturwissenschaftliches Priorität genießt. Laien müssen gemäß demokratischer Prinzipien im Grundgesetz nicht mit einbezogen werden.

Die Biologin Christine von Weizsäcker schreibt dem Laien drei Funktionen zu: zum einen diejenige des "diagnose- und therapiebedürftigen Patienten", zweitens die des Trägers "defekter Gene" und schließlich die wichtige Funktion des Lieferanten von "Familienmaterial" (Weizsäcker 1993:16).

Enquête-Kommissionen

Sogenannte Enquête-Kommissionen haben zur Aufgabe, ein bestimmtes Problemfeld zu untersuchen. Ziel dieser Arbeit ist es, möglichst viele Handlungsalternativen, die die jeweilige Thematik betreffen, zu erörtern und herauszustellen. In diesem Rahmen sollen auch »Nicht-Experten« einbezogen werden, da ein besonders breites Spektrum unterschiedlicher Belange erfaßt und diskutiert werden soll.

Enquête-Kommissionen sind den Ethik- und Expertenkommissionen vorgeschaltet. Sie leisten die Vorarbeit im Sinne einer Auseinandersetzung und Abklärung wesentlicher zu berücksichtigender Gesichtspunkte.

So wurde z.B. 1984 auf Antrag der SPD eine Enquête-Kommission "Chancen und Risiken der Gentechnologie" eingerichtet. Mitglieder der Kommission waren acht Sachverständige und neun Abgeordnete aller Bundestagsparteien. In diesem Fall wird deutlich, daß die theoretisch bekundete Einbeziehung von Laien aus unterschiedlichen Interessensverbänden nicht in die Praxis umgesetzt wurde:

Neben den genannten Fachkommissionen arbeiten außerdem einzelne Kommissionen auf unterschiedlichen wissenschaftlichen Ebenen. Z.B setzte 1985 die Bundesärztekammer (Zusammenschluß der Landesärztekammern[22]) eine "Zentrale Kommission zur Wahrung ethischer Grundsätze in der Reproduktionsmedizin" ein. Diese erarbeitete entsprechende Richtlinien, überwacht deren Einhaltung und dokumentiert jährlich ihre Tätigkeit und Erfahrung.

2.4 Die nationale und internationale Förderung auf dem Gebiet der Erforschung des menschlichen Genoms

Weltweit findet eine intensive Forschungsarbeit mit dem Ziel der vollständigen Erforschung des menschlichen Genoms statt. Angestrebt wird die Erstellung einer kompletten »Genkarte« des menschlichen Erbgutes. Dadurch wird die detaillierte Kartierung jedes einzelnen Chromosoms möglich. Diese Informationen führen zu Aussagen über die Lokalisierung und Identifizierung von »Gendefekten«, die für Erbkrankheiten verantwortlich gemacht werden.

Der folgende skizzierte Überblick über einschlägige Forschungsprojekte und Forschungsgelder einzelner Länder bzw. Organisationen soll das Ausmaß dieser weltweiten Bemühungen veranschaulichen. Ergebnisse dieser Forschungsarbeit werden sich in neuen Diagnoseverfahren niederschlagen, die u.a. in der pränatalen Diagnostik ihre Anwendung finden werden.

Auch ethischen Aspekten der Genomforschung wird in diesem Rahmen Platz gewährt. Insgesamt kommen die Wissenschaftler/-innen bisher zu dem Schluß, daß "keine immanenten Grenzen für die Erforschung des Genoms bestehen, und daß diese Forschung nachhaltig gefördert werden soll" (BMFT 1991:60). Deutsche Fachgremien[23] beurteilen die Auswirkungen der Genomforschung auf den individuellen Lebensbereich, z.B. im Rahmen der pränatalen Diagnostik, als unbedenklich. Sowohl für die Gesellschaft als auch das Individuum sehen die Experten in der Nutzung gendiagnostischer Verfahren keinerlei grundsätzliche Gefährdungen.

Bundesrepublik Deutschland

Bisher gibt es in der Bundesrepublik Deutschland keine staatlichen Programme zur systematischen Erforschung des menschlichen Genoms. Die Bio- und Gentechno-

---

22 Körperschaft öffentlichen Rechts, d.h. ein Verband, der öffentliche Aufgaben unter staatlicher Aufsicht wahrnimmt.

23 Z.B. die Benda-Kommission von 1985: "Arbeitsgruppe über ethische und rechtliche Probleme der In-Vitro-Fertilisation, Genomanalyse und Gentherapie"

20

logie wurde bis in die 80er Jahre hauptsächlich vom Bundesforschungsministerium gefördert. Man/frau kann hierbei demnach von einer politisch-administrativen Steuerung ausgehen, die wiederum in Beziehung zu Wissenschaft und Industrie steht.

> "Die Verflechtung dieser Bereiche ist der organisatorische Ausdruck gleichlautender Zielsetzungen dieser Teilsysteme, die sich gemeinsam den kulturleitenden expansiven Wachstumsbestrebungen der Industriegesellschaft verpflichtet wissen. (...) Die agierenden Gruppen in der Wechselwirkung von Wissenschaftlern, Verwaltungsbeamten, Politikern und Repräsentanten der Industrie sind sinnigerweise als 'Hybridgemeinschaften' bezeichnet worden." (Theisen 1991:39)

In verschiedenen humangenetischen Instituten laufen unterschiedliche Forschungsprojekte, welche primär der Erkennung von Erbkrankheiten und dem Aufbau einer "zentrale(n) Erbkartei" (Degener/Köbsell 1992:42) dienen.

Zur Zeit wird im Rahmen eines Projektes[24] (seit 1989) an der Universität Mainz, im Verbund mit Magdeburg, ein "Fehlbildungsregister" erarbeitet. Dadurch wird eine Zusammenarbeit auf internationaler Ebene möglich, nämlich mit der Europäischen Dachorganisation EUROCAT (European Registration of Congenital Anomalies and Twins). Mittels in Europa standardisierter Verfahren werden sämtliche in Mainz entbundene Früh- und Neugeborene (ca. 4.200 pro Jahr) sowie alle registrierten Schwangerschaftsabbrüche überprüft. (vgl. Vilmar/Bachmann 1993:39) Sie werden klinisch und sonographisch bzw. unter Zuhilfenahme patho- und histologischer Befunde untersucht und mit den erhobenen Daten über die Mutter, den Vater, die Schwangerschaft und das Kind korreliert. (vgl. Queißer-Luft u.a. 1993) Langfristig soll die in der Bundesrepublik Deutschland übliche Meldepflicht von Fehlbildungen bei Neugeborenen durch ein "Netz von Überwachungszentren sinnvoll und effektiv" (ebd.) ersetzt werden. Dieses Vorgehen folgt dem "Prinzip einer multizentrischen Überwachung" (Queißer-Luft u.a. 1993).

> "Zur Erkennung möglicher genetischer Gefährdungen der Gesamtbevölkerung oder speziell exponierter Teilpopulationen müssen (...) auch die Ergebnisse von pränatalen Chromosomen- und Ultraschalluntersuchungen Berücksichtigung finden." (Empfehlung des wissenschaftlichen Beirats der Bundesärztekammer zur Erhebung von Fehlbildungen (Entwurf) 1992)

Das Bundesministerium für Forschung und Technologie (BMFT) fördert die Programme "Angewandte Biologie und Biotechnologie" und "Forschung und Entwicklung im Dienste der Gesundheit". Sie sollen das menschliche Genom, d.h. die Kartierung und Sequenzierung einzelner Gene, im Hinblick auf spezielle krankheitsorientierte Fragestellungen erforschen.

---

24 Gefördert vom Bundesminister für Gesundheit und vom Ministerium für Umwelt und Gesundheit des Landes Rheinland-Pfalz.

Daneben existiert ein Forschungsprogramm der Deutschen Forschungsgesellschaft (DFG) mit dem Titel "Analyse des menschlichen Genoms mit molekularbiologischen Methoden". Die DFG erhält dafür jährlich 5 Mio. DM vom BMFT. (vgl. BMFT 1991:56ff.)

Europäische Gemeinschaft

1990 wurde ein dreijähriges EG-Programm "Prädiktive Medizin" zur Koordinierung und Förderung der Erforschung des menschlichen Genoms verabschiedet. Es ist als die "Europäische Antwort auf die internationale Herausforderung durch die großangelegten Forschungsprojekte der USA (Mapping and Sequencing the Human Genome) und Japans (Human Frontiers Science Programme)" (Weizsäcker 1993:15) zu sehen. Der Etat hierfür beläuft sich auf 30 Mio. DM.

Ziel dieses Forschungsprogramms ist die verbesserte Erstellung der menschlichen Genkarte und die "Prävention und Behandlung von (...) Krankheiten" (durch) "Frühdiagnose, Vorbeugung, (...) und schließlich Therapie" (Kommission der Europäischen Gemeinschaft zit. nach Schulz 1992:137).

> "Da es höchst unwahrscheinlich ist, (...) die umweltbedingten Risikofaktoren vollständig auszuschalten, ist es wichtig, daß wir soviel wie möglich über Faktoren genetischer Prädisposition lernen und somit stark gefährdete Personen identifizieren können (...) (und um) Personen vor Krankheiten zu schützen, für die sie von der genetischen Struktur her äußerst anfällig sind und ggf. die Weitergabe der genetischen Disponiertheit an die folgenden Generationen zu verhindern." (Prädiktive Medizin: Analyse des menschlichen Genoms[25] zit. nach Weizsäcker 1993:16)

Ein weiterer Schwerpunkt des Programms liegt auf der Schaffung eines europäischen Netzwerkes, worin alle in diesem Forschungszusammenhang anfallenden Daten gesammelt und zur wissenschaftlichen Disposition gestellt werden sollen. Die »Bioinformatik« (Zusammenarbeit von Bio-, Gen- und Computertechnologie) ermöglicht eine Beschleunigung des wissenschaftlichen »Fortschritts«. Daneben sollen gentechnische Verfahren verbessert und wissenschaftlicher Nachwuchs ausgebildet werden. (vgl. BMFT 1991:55ff.)

Die in der Begründung für dieses Projekt deutlich gewordene eugenische Zielsetzung (siehe obiges Zitat) stieß im Bundesrat, Bundestag und bei der Bundesregierung auf breite Ablehnung. Ferner gab es Bedenken hinsichtlich der zunehmenden Diskrepanz von Diagnostik und Therapiemöglichkeiten.

Das von Brüssel selbst ausgearbeitete technische Programm wurde eingefroren, ein bisher einmaliger Vorgang. 1990 verabschiedete das »Commitee of Ministers« aufgrund ethischer Bedenken 13 Prinzipien, worin insbesondere Freiwilligkeit, Zu-

---

25 Bundestagsdrucksache II/3555

22

stimmung und Beratung für notwendige, die Pränataldiagnostik begleitende, Kriterien gehalten werden. Außerdem sollen pränatale Diagnosen und Reihenuntersuchungen nur zum Nachweis »schwerer Erbkrankheiten« (entsprechend der medizinischen Kategorisierung) zulässig sein. Die Forschungsminister der EG empfahlen eine Arbeitsgruppe, die sich mit damit in bezug stehenden ethischen, rechtlichen und sozialen Fragen auseinandersetzen soll.

Neben diesem eigenen Programm hat sich die Europäische Gemeinschaft mit ca. 170 Mio. DM an dem von der UNO 1982 errichteten Internationalen Zentrum für Gentechnik und Biotechnologie beteiligt.

Großbritannien

In Großbritannien finanzierte das »Medical Research Council« ein vierjähriges (1989-1992) Forschungsprogramm, das die Erforschung der Ursachen und Entwicklung von Erbkrankheiten zum Ziel hatte. Das Finanzvolumen betrug ca. 32 Mio. DM. Auch hier stand die Etablierung eines Datennetzwerkes im Vordergrund.

Frankreich

Etwa 60 Forschergruppen in den Forschungszentren »Institut National de la Santé et de la Recherche Médicale« (INSERM), »Centre National de la Recherche Scientifique« (CNRS), »Institut Pasteur«, »Institut Curie«, »Commissariat à l'Energie Atomique« (CEA) und den Hochschulen beschäftigen sich in Frankreich im Auftrag des Ministeriums für Forschung und Technologie mit der Erforschung des menschlichen Genoms. Das Ministerium stellte dafür bis 1991 ca. 5,3 Mio. DM zur Verfügung.

1983 wurde das »Centre d'Etude du Polymorphisme Humain« (CEPH) zur weiteren Erarbeitung der Kartierung des menschlichen Genoms gegründet. Dafür wird die DNS ausgewählter Familien analysiert, woraus Marker entwickelt werden, die in Kliniken zur Bestimmung »defekter« Gene verwendet werden können. (vgl. BMFT 1991:57ff.)

Daneben existiert auf dem genannten Wissenschaftsgebiet eine durch private Finanzierung ermöglichte Forschung. 1989 wurde in Frankreich die humangenetische Forschung aus privaten Mitteln mit ca. 50-67 Mio. DM unterstützt.

Italien

Die italienische Regierung fördert mit ca. 8,5 Mio. DM für fünf Jahre die Sequenzierung eines Teils des X-Chromosoms. Es existiert aber kein umfassendes Programm. (vgl. BMFT 1991:58)

In den USA wird die systematische Erforschung des menschlichen Genoms hauptsächlich von der Regierung unterstützt. Zur Zeit läuft dort ein fünfjähriges (1991-1995) Programm »Understanding our genetic inheritance. The U.S. Human Genome Project«, initiiert vom »Department of Health and Human Services« (zuständig für das US-amerikanische Gesundheitsamt »National Institute of Health« (NIH)) und dem »Department of Energy«. Die Ausgaben der Departments für diese Projekte betrugen 46,7 Mio. $ (1989), 84,4 Mio. $ (1990), 155,9 Mio. $ (1991) und sind für die nächsten Jahre mit jeweils ca. 200 Mio. $ veranschlagt. (vgl. BMFT 1991:54ff.)

Ehemalige Sowjetunion

Die damalige Sowjetunion beschloß 1988 ein Programm »Genom des Menschen«, das ebenfalls die Entschlüsselung des menschlichen Genoms und weitere krankheitsorientierte Diagnose- und Therapieverfahren zum Ziel hat. (BMFT 1991:58)

Japan

In Japan nimmt die Genomforschung ein breites Feld ein. Das Ministerium für Erziehung, Wissenschaft und Kunst förderte von 1989 bis 1990 mit ca. 7,65 Mio. DM das Programm »Menschliches Genom«, an dem 30 Forschergruppen beteiligt waren/sind. Nach den zwei Jahren sollte das Budget für eine Fortführung dieser Forschung verzehnfacht werden.

Daneben gibt es ein halbstaatliches Programm »Genosphere«, das mit ca. 24-30 Mio. DM für vorläufig fünf Jahre finanziert wird.

Das japanische Gesundheitsamt initiierte zusammen mit dem Ministerium für Gesundheit und Wohlfahrt für ca. 3,4 Mio. DM ein Projekt zur Sequenzierung von Krebsgenen.

Die »Science and Technology Agency« finanziert mit ca. 2,5 Mio. DM ein Programm zur Sequenzierung des Chromosoms 21 am Institut für physikalische und chemische Forschung.

Das »Human Frontier Science Program« (HFSP) ist ein internationales Forschungsprogramm, das in erster Linie Grundlagenforschung auf dem Gebiet der Genomforschung betreibt. Bisher wird es ausschließlich von Japan finanziert. Mitwirkende in diesem Programm sind außerdem die Bundesrepublik Deutschland, Frankreich, Großbritannien, Kanada, Italien und die USA. Für dieses Projekt standen bis 1992 ca. 28-32 Mio. DM pro Jahr zur Verfügung. (vgl. BMFT 1991:58ff.)

Die »Human Genome Organization« (HUGO) mit Sitz in Genf wurde 1988 von 42 Wissenschaftlern aus 17 Staaten gegründet. Zweck dieser Organisation ist die Ermöglichung und Förderung einer systematischen internationalen Koordinierung der Forschungsarbeit auf dem Gebiet der Erforschung des menschlichen Genoms. Das Ziel der Organisation ist im besonderen auf die vollständige Sequenzierung des menschlichen Erbgutes ausgerichtet. Dabei soll die detaillierte Abfolge der kleinsten molekularen Bausteine des Erbmaterials DNS ermittelt werden. Hierfür wird die genaue Position jedes Einzelabschnitts des menschlichen Erbgutes sowohl untereinander als auch auf den 23 Chromosomen bestimmt.

»HUGO« hat 220 Mitglieder (Stand 1991) aus 23 Ländern, wovon zehn Mitglieder aus der Bundesrepublik Deutschland kommen. Das Projekt wird aus privaten Spenden finanziert und erfährt bislang von keiner Regierung Unterstützung. In Aussicht steht jedoch die finanzielle Hilfe durch die US-amerikanische Regierung und das nichtstaatliche »Howard Hughes Medical Institute«. (vgl. BMFT 1991:53ff.)

Zusammenfassend läßt sich festhalten, daß im Zusammenhang mit der (beibehaltenen) Monopolstellung der medizinischen Wissenschaft über den menschlichen »Körper« von einer ihr zugebilligten Forschungsfreiheit gesprochen werden kann. Die etablierte Medizin ist prinzipiell dazu berechtigt, an allen kulturellen Gegebenheiten vorbei, ihre Interessen zu verfolgen, durchzusetzen und zu machen, was machbar ist.

Der Staat hat Mühe, mit den naturwissenschaftlich-technischen Innovationen Schritt zu halten, doch ist er gleichzeitig, indem er der medizinischen Wissenschaft Forschungsfreiheit gewährt, Mitverursacher. Das bedeutet auch, daß er diese Konstellation billigt.

Die politische Einheit bildet sich ihre Meinung im Austausch mit Fachkommissionen, die im großen und ganzen Sprachrohr wissenschaftlicher und ökonomischer Interessensgruppen sind. Der wissenschaftliche Fortschritt kann in diesem abgeschotteten System weitgehend ungehindert seine Marschrichtung fortsetzen. Eine gesamtgesellschaftliche Auseinandersetzung findet auf diese Art und Weise nicht statt.

Der Überblick über die nationale und internationale Erforschung der genetischen Ausstattung des Menschen hat gezeigt, daß sowohl national als auch international Staat und Wissenschaft gemeinsam dieses Ziel verfolgen. Dahinter steckt neben der Schaffung neuer, lukrativer Absatzmärkte auch und vor allem die Absicht, die Gesellschaft von Erbkrankheiten zu »reinigen«, neues Leben regulieren zu können und es einem Standard zu unterwerfen.

3 Gesetze, Richtlinien, Schwangerschaftsdokument und Datenvernetzung

Das Ziel, Einfluß auf das Erbgut einer Gesellschaft auszuüben, kann u.a. über den Weg der Kontrolle weiblicher Gebärfähigkeit gesellschaftlich umgesetzt werden. Dazu bedarf es entsprechender Gesetze und Richtlinien, die den Umgang mit dem Entstehungsprozeß neuen Lebens regeln. Im Embryonenschutzgesetz, in den Mutterschafts-Richtlinien und im Mutterpaß finden sich die in diesem Sinne ausgehandelten Maßnahmen des Staates und der medizinischen Wissenschaft.

3.1 Embryonenschutzgesetz (ESchG)

Die Präimplantationsdiagnostik (vgl. 8.7) ist eine Methode der vorgeburtlichen Untersuchung, die an künstliche Befruchtungsmethoden gekoppelt ist. »Embryonen« werden dabei außerhalb des Mutterleibes gentechnisch analysiert und je nach Befund der jeweiligen Frau eingepflanzt. Dieses Verfahren gewinnt zunehmend an Bedeutung.

An die Präimplantationsdiagnostik knüpfen Teile des ESchGes an, das vom Deutschen Bundestag am 24.10.1990 verabschiedet wurde und am 01.01.1991 in Kraft trat. Im Entwurf des ESchGes war mit dem "Konstrukt 'pränatale Delikte'" (Schulz 1992:119) implizit eine Strafvorschrift für die Mutter im Falle »inadäquaten« Verhaltens vorgesehen, z.B. bei Alkoholkonsum während der Schwangerschaft. (vgl. Fußnote 14)

Der Staat verteidigt demnach das Recht des »Fötus« gegen dasjenige der schwangeren Frau. Zwar wurde diese Passage letztendlich gestrichen und ging nicht in die endgültige Gesetzesfassung ein (vgl. Wuermeling 1989:132;Schulz 1992:119), dennoch bleibt die tendenzielle Aussagekraft des Entwurfs enthalten.

Ein ESchG erschien aufgrund der zunehmenden Bedeutung der In-Vitro-Fertilisation (IVF) (ca. 10-15% aller Ehepaare in der Bundesrepublik Deutschland bleiben z.Zt. ungewollt kinderlos[26]) und der anwachsenden Anwendung gentechnischer Verfahren am Menschen notwendig. Es galt dabei, das Recht der Wissenschaft auf Forschungsfreiheit und die verfassungsgemäßen Wertentscheidungen

---

26 Die Zahl ist in den letzten 20 Jahren um das Doppelte gestiegen. Von Kritikern/Kritikerinnen werden als mögliche Ursache hierfür schädliche Umwelteinflüsse vermutet, während in der Öffentlichkeit das Problem individualisiert, und das "Leiden an der Kinderlosigkeit" (Schulz 1992:123) betont wird. Die Erfolgsquote (tatsächliche Geburten) des Experimentes IVF liegt im übrigen bei etwa 5-10%. Demgegenüber werden ca. 7% der Frauen auf der Warteliste oder nach Abbruch der Methode auf natürliche Weise schwanger. (vgl. Peters 1993:112)

zum Schutz von Leben und Menschenwürde miteinander zu vereinbaren bzw. gegeneinander abzuwägen.

Das ESchG beinhaltet Ge- und Verbote im Bereich der Embryonenforschung und beabsichtigt, einem Mißbrauch neuer Fortpflanzungstechnologien entgegenzutreten. Das genannte Gesetz gilt als "Anfang einer gesetzgeberischen Entwicklung" (Kinkel 1990:5). Eine gesonderte Gesetzgebung zur Humangenetik ist geplant. Die im ESchG erreichten Übereinstimmungen sollen dafür als Grundlage dienen. (vgl. Theisen 1991:124)

Das ESchG läßt offen, ab welchem Zeitpunkt menschliches Leben beginnt. Es regelt aber, ab welchem Zeitpunkt der menschliche »Embryo« gesetzlich geschützt werden soll. In diesem Sinne gilt als »Embryo« die "befruchtete, entwicklungsfähige menschliche Eizelle vom Zeitpunkt der Kernverschmelzung an und jede einem »Embryo« entnommene totipotente Zelle, die sich bei Vorliegen der dafür erforderlichen weiteren Voraussetzungen zu teilen und zu einem Individuum zu entwickeln vermag" (Presse- und Informationsamt der Bundesregierung 1990:9).

Das ESchG verbietet u.a. eine »verbrauchende Embryonenforschung«, d.h. eine Forschung mit »Embryonen«, die nicht auf eine Schwangerschaft abzielt. Denn sonst "würde menschliches Leben erzeugt (...), um es alsbald wieder zu vernichten" (Presse- und Informationsamt der Bundesregierung 1990:11).[27]

§3 des ESchGes verbietet eine manipulierende Geschlechtsbestimmung, die bei einer IVF möglich ist.[28] Allerdings sind Ausnahmen zugelassen:

> "Dies (das Verbot der künstlichen Geschlechtswahl, d. Verf.) gilt nicht, wenn die Auswahl der Samenzelle durch einen Arzt dazu dient, das Kind vor der Erkrankung an einer Muskeldystrophie vom Typ Duchenne oder einer ähnlich schwerwiegenden geschlechtsgebundenen Erbkrankheit zu bewahren, und die dem Kind drohende Erkrankung von der nach Landesrecht zuständigen Stelle als entsprechend schwerwiegend anerkannt worden ist." (Presse- und Informationsamt der Bundesregierung 1990:Anhang II)

Die genannte Erbkrankheit Muskeldystrophie Duchenne ist eine geschlechtsgebundene Erbkrankheit. Sie tritt bei Männern auf und wird i.d.R. von Frauen auf einem der X-Chromosome übertragen. Ist eine Frau Trägerin eines solchen Gens, so liegt bei jedem ihrer männlichen Nachkommen das Erkrankungsrisiko für diese Krankheit bei 50%. Leidet der Vater an dieser Erkrankung, so wird jede seiner Töchter Trägerin des die Krankheit bestimmenden Gens, Söhne sind nicht betroffen.

Der Gesetzgeber bezweckt mit dieser Bestimmung eine Eliminierung dieser und anderer geschlechtsgebundener Erbkrankheiten. Die Zielsetzung ist also eine eu-

---

27 Doch gerade die Pränataldiagnostik (vgl. 8) stellt die Weichen für potentielle Entscheidungen über zukünftiges Leben.

28 Das Strafmaß beträgt entweder eine Freiheitsstrafe bis zu einem Jahr oder eine Geldstrafe.

genische. (Potentiellen) Menschen mit dieser Krankheit wird ein Lebenswert abgesprochen.

§5 des ESchGes behandelt das Verbot der künstlichen Veränderung menschlicher Keimbahnzellen.[29] Denn es wäre denkbar, daß im Falle monogener Erbkrankheiten, das "jeweils defekte Gen in der befruchteten Eizelle gegen ein intaktes Gen" ausgetauscht wird, "so daß nach den anschließenden Zellteilungen alle weiteren Zellen des Individuums das intakte Gen enthalten. Das Erbleiden[30] würde dann in den zukünftigen Generationen nicht mehr auftauchen" (Presse- und Informationsdienst der Bundesregierung 1990:13).[31]

Die Erforschung dieser Keimbahndiagnostik brächte in ihrer Experimentierphase viele »Fehlschläge« mit sich, weshalb ein strafrechtliches Verbot dem Gesetzgeber notwendig erscheint. Das Grundgesetz mit seinem Grundrecht auf Leben und körperlicher Unversehrtheit und mit dem Gebot des Schutzes der Menschenwürde steht einer solchen Forschungspraxis entgegen.

Der Gesetzgeber läßt die Antwort offen, ob es überhaupt verantwortbar sei, in die Keimbahn des Menschen zur Verhinderung von Erbkrankheiten einzugreifen und bezeugt die Gefahr eines Mißbrauchs, nämlich "die Methode des Gentransfers zu Zwecken der Menschenzüchtung zu verwenden" (Presse- und Informationsamt der Bundesregierung 1990:14). Tierversuche fanden in diesem Forschungsgebiet bereits statt.

Gesetzlich sind Keimbahn-Experimente mit Samen- und unbefruchteten Eizellen erlaubt, sofern sie nicht für Befruchtungszwecke gedacht sind. Auch erlaubt sind "Experimente an sonstigen körpereigenen Keimbahnzellen, die dem Körper einer toten Leibesfrucht, einem Menschen oder Leichnam entnommen worden sind. Hierbei muß ausgeschlossen sein, daß diese Zellen wieder auf einen Embryo, Foetus oder Menschen übertragen werden oder aus ihnen eine Keimzelle entsteht" (Presse- und Informationsamt der Bundesregierung 1990:14).

Es stellt sich die Frage, wieso der Gesetzgeber seine zuvor im Verbot geäußerten grundsätzlichen moralisch-ethischen Bedenken durch die vorformulierte Möglichkeit einer Gesetzesänderung relativiert:

"Ob eine andere Bewertung in Betracht kommt, wenn in Zukunft ein gezielter Eingriff
zur Vermeidung schwerster Erbkrankheiten möglich werden sollte, bedarf derzeit

---

29 Das Strafmaß beträgt entweder eine Freiheitsstrafe von bis zu fünf Jahren oder eine Geldstrafe.

30 Im Text des ESchGes wird stets das Wort "Erbleiden" verwandt. Es suggeriert eindeutig einen schwer zu ertragenden Zustand bzw. »lebensunwertes Leben«.

31 Der Hinweis auf das Leiden an schwerwiegenden Krankheiten erscheint in dem Sinne unglaubwürdig, in dem seit Jahren die Zunahme schwerer Krankheiten "hingenommen (wird), ohne etwas für die Beseitigung der oft bekannten Ursachen (z.B. schädliche Umwelteinflüsse, gesundheitsgefährdende Arbeitsplätze, d.Verf.) zu tun" (Peters 1993:233).

28

keiner Entscheidung." (Entwurf eines Embryonenschutzes des Bundesrates[32] zit. nach
Peters 1993:233)

Demnach ist der »unmanipulierte« Mensch nur solange schützenswert bis es eine
»sichere« Methode zur Manipulation gibt. An unbefruchteten Eizellen lassen sich
die Methoden für eine Keimbahntherapie erforschen, die dann, wenn sie sich als
genügend »sicher« herausgestellt haben, wiederum Druck auf den Gesetzgeber
ausüben können. Mit der Option der Gesetzesänderung im Sinne einer garantierten
Forschungsfreiheit hat der Gesetzgeber gleichzeitig die Befürworter/-innen der
Keimbahntherapie und die Bevölkerung, "durch diese angeblich kritische Haltung"
(Peters 1993:234) beruhigt, womit auch die Akzeptanz gentechnischer Einsatzge-
biete gefördert wird.

3.2 Mutterschafts-Richtlinien

Die Mutterschafts-Richtlinien wurden vom Bundesausschuß der Ärzte und Krankenkassen verabschiedet. Sie beziehen sich auf die ärztliche Betreuung während
einer Schwangerschaft und nach der Entbindung. Die letzte geänderte Fassung trat
am 17.06.1992 in Kraft.

> "Die vom Bundesausschuß der Ärzte und Krankenkassen gemäß §92 Abs. 1 Satz 2 Nr.
> 4 des Fünften Buches Sozialgesetzbuch (SGB V) i.V.m. §196 der Reichsversiche-
> rungsordnung (RVO) bzw. §23 des Gesetzes über die Krankenversicherung der
> Landwirte (KVLG '72) beschlossenen Richtlinien dienen der Sicherung einer nach den
> Regeln der ärztlichen Kunst und unter Berücksichtigung des allgemein anerkannten
> Standes der medizinischen Erkenntnisse ausreichenden, zweckmäßigen und wirt-
> schaftlichen ärztlichen Betreuung der Versicherten während der Schwangerschaft und
> nach der Entbindung (§2 Abs. 1, §12 Abs. 1, §28 Abs. 1, §70 Abs. 1 und §73 Abs. 2
> SGB V)."(Mutterschafts-Richtlinien 1992:1)

Allgemeines Ziel der Mutterschafts-Richtlinien ist der Schutz der Gesundheit und
des Lebens von "Mutter oder Kind" (Mutterschafts-Richtlinien 1992:5)[33] und die
Früherkennung möglicher Gesundheitsstörungen in der Schwangerschaft und nach
der Entbindung. Vorrangiges Ziel ist die frühzeitige Erkennung sogenannter
»Risikoschwangerschaften« und »Risikogeburten«.

Die Ärzte/Ärztinnen werden innerhalb des ihnen gesetzlich gewährten Ermes-
sungsspielraumes im Rahmen der Schwangerenbetreuung angehalten, sich an den

---

32 Bundestagsdrucksache 235/88

33 Das "oder" und die Bezeichnung "Mutter" bzw. "Kind" unterstreicht die Auflösung der einst
symbiotisch gedachten Verbindung von Schwangerer und Leibesfrucht. Dieses ist als eine
Folgeerscheinung der zunehmenden Zugriffsmöglichkeiten auf den »Fötus« und der damit
einhergehenden »Ausgrenzung« der Frau anzusehen.

Mutterschafts-Richtlinien zu orientieren. Die institutionellen Rahmenbedingungen machen den/die Arzt/Ärztin zu einem Teil des Kontrollsystems.

Die Mutterschafts-Richtlinien weisen die Pränataldiagnostik als festen Bestandteil der Schwangerenvorsorge aus. Zur ärztlichen Betreuung einer Schwangeren gehören demnach:

> "Frühzeitige Erkennung und besondere Überwachung von Risikoschwangerschaften - amnioskopische und kardiotokographische Untersuchungen, Ultraschalldiagnostik, Fruchtwasseruntersuchungen usw. - (...) ." (Mutterschafts-Richtlinien 1992:2)

Frühzeitig nach Feststellen einer Schwangerschaft sollte die erste Untersuchung erfolgen. Diese umfaßt neben diversen medizinischen Untersuchungen der Schwangeren, die Familien-, Eigen-, Schwangerschafts- und Arbeits- und Sozialanamnese. Ergeben sich eventuelle Anhaltspunkte für ein "genetisch bedingtes Risiko", so soll der/die Arzt/Ärztin die betroffene Frau "über die Möglichkeiten einer humangenetischen Beratung (vgl. 5) und/oder humangenetischen Untersuchung aufklären" (Mutterschafts-Richtlinien 1992:4).

Die Mutterschafts-Richtlinien geben vor, bei jeder Schwangeren drei obligatorische Ultraschalluntersuchungen durchzuführen. (vgl. 8.2). Bei »Risikoschwangeren« wird aus Gründen der Kontrolle ein häufigerer Einsatz der Ultraschalltechnik angeraten.

Ein Abschnitt in den Mutterschafts-Richtlinien bezieht sich ausschließlich auf die "Erkennung und besondere Überwachung der Risikoschwangerschaften und Risikogeburten" (Mutterschafts-Richtlinien 1992:5).

Die Vorgeschichte und/oder bestimmte Untersuchungsergebnisse der Schwangeren sind für eine Eingruppierung als Risikoschwangere entscheidend. (vgl. 6.2) Der Katalog möglicher Risikomerkmale beinhaltet die »Altersindikation« und den Verdacht auf mögliche "genetische Defekte" (ebd.).

3.3 Mutterpaß

Die Mutterschafts-Richtlinien geben die Anweisung, jeder Schwangeren einen Mutterpaß auszustellen[34]. ("Ihr Mutterpaß. Ihr Sicherheits-Begleiter" (Humana 1993:10))

> "Der Mutterpaß soll nicht nur ein bewegliches Dokument der Schwangerschaftsbefunde sein, er soll auch zur Teilnahme an der Schwangerenvorsorge motivieren." (BMAS 1982:106)

Der Mutterpaß bleibt im Besitz der Schwangeren bzw. Mutter und wird vom/von der betreuenden Arzt/Ärztin parallel zu seinen/ihren Aufzeichnungen geführt.

---

34 Der Arbeitsausschuß »Mutterschafts-Richtlinien« des Bundesausschusses der Ärzte und Krankenkassen darf, falls als notwendig erachtet, Änderungen am Mutterpaß vornehmen.

Das Dokument (letzte Fassung vom 04.01.1986), das es bundeseinheitlich seit 1968 gibt, umfaßt 16 Seiten. Darauf sind alle anamnestischen Daten und körperlichen Befunde, die für die Überwachung einer Schwangerschaft für notwendig befunden werden, enthalten. Annähernd 100 Untersuchungsergebnisse und Antworten auf Fragen sind im Mutterpaß zusammengefaßt. Hierin wird auch aufgrund einer/-s eventuell »auffälligen« Anamnese und/oder Befunds im Rahmen der ersten Vorsorgeuntersuchung ein mögliches Schwangerschaftsrisiko vom/von der Arzt/Ärztin per Ankreuzen angegeben.[35]

Erstmals enthält der Mutterpaß in seiner neuesten Fassung eine spezielle Rubrik "Beratung der Schwangeren" (Mutterpaß 1986:5). Darin gibt es u.a. die Ankreuzfelder "Speziell Risikoberatung" und "genetische Beratung". In einer solchen Beratung "ist aber immer schon ein gewisser 'Aufforderungscharakter' enthalten" (Beck-Gernsheim 1991:114). Persönliche Entscheidungsfreiheit ist demnach an "Zwangsinformation" (ebd.) gekoppelt.

Die Beratungsrubrik dient zum einen dazu, die Patientin ggf. an eine humangenetische Beratungsstelle (vgl. 5) zu überweisen, falls der gynäkologische Aufgabenbereich die Risikoabschätzung nicht voll abdecken kann. Zum anderen sichert sich damit der/die Arzt/Ärztin gegen mögliche spätere Klagen seitens der Mütter/Eltern ab.

In den sogenannten »wrongful life cases« wird dem/der Arzt/Ärztin die »Schuld« für ein behindertes Neugeborenes zugesprochen. Begründet wird diese Tatsache damit, daß der/die Arzt/Ärztin die Mutter/Eltern nicht rechtzeitig über mögliche pränatale Tests (z.B. Fruchtwasseruntersuchung (vgl. 8.3)), die die Behinderung eventuell festgestellt hätten, aufgeklärt hat. Die deutsche Rechtsprechung erkennt im

---

35 Die Liste der auf ein Risiko hinweisenden Merkmale ist seit 1966 ständig erweitert worden. (vgl. BMAS 1982:120)

Alter _______ Jahre   Größe _______ cm   Gravida _______   Para _______

A. Anamnese und allgemeine Befunde/Erste Vorsorge-Untersuchung

	ja		nein
1. Familiäre Belastung (Diabetes, Hypertonie, Mißbildungen, genetische Krankheiten, psychische Krankheiten ___________________)	☐	1.	☐
2. Frühere eigene schwere Erkrankungen (z.B. Herz, Lunge, Leber, Nieren, ZNS, Psyche) ggf. welche ___________________	☐	2.	☐
3. Blutungs-/Thromboseneigung	☐	3.	☐
4. Allergie gegen ___________________	☐	4.	☐
5. Frühere Bluttransfusionen	☐	5.	☐
6. Besondere psychische Belastung (z.B. familäre oder berufliche)	☐	6.	☐
7. Besondere soziale Belastung (Integrationsprobleme, wirtsch. Probleme)	☐	7.	☐
8. Rhesus-Inkompatibilität (bei vorangegangenen Schwangerschaften)	☐	8.	☐
9. Diabetes mellitus	☐	9.	☐
10. Adipositas	☐	10.	☐
11. Kleinwuchs	☐	11.	☐
12. Skelettanomalien	☐	12.	☐
13. Schwangere unter 18 Jahren	☐	13.	☐
14. Schwangere über 35 Jahren	☐	14.	☐
15. Vielgebärende (mehr als 4 Kinder)	☐	15.	☐
16. Zustand nach Sterilitätsbehandlung	☐	16.	☐
17. Zustand nach Frühgeburt (vor Ende der 37. SSW)	☐	17.	☐
18. Zustand nach Mangelgeburt	☐	18.	☐
19. Zustand nach 2 oder mehr Aborten/Abbrüchen	☐	19.	☐
20. Totes/geschädigtes Kind in der Anamnese	☐	20.	☐
21. Komplikationen bei vorausgegangenen Entbindungen ggf. welche ___________________	☐	21.	☐
22. Komplikationen post partum ggf. welche ___________________	☐	22.	☐
23. Zustand nach Sectio	☐	23.	☐
24. Zustand nach anderen Uterusoperationen	☐	24.	☐
25. Rasche Schwangerschaftsfolge (weniger als 1 Jahr)	☐	25.	☐
26. Andere Besonderheiten ggf. welche ___________________	☐	26.	☐

> **Nach ärztlicher Bewertung des Kataloges A liegt bei der Erstuntersuchung ein Schwangerschaftsrisiko vor** ☐

Beratung der Schwangeren

a) Allgemein
   z.B. Beruf, Reisen, Ernährung, Genußmittel, Sport ☐

b Speziell
   Risikoberatung ☐   genetische Beratung ☐

c) Schwangerschaftsgymnastik ☐

d) Krebsfrüherkennungsunters. ☐

Terminbestimmung

Zyklus _______ / _________   Letzte Periode _________________

Ovulationshemmer eingenommen bis: _______________________________

Konzeptionstermin (soweit sicher): _______________________________

Schwangerschaft festgestellt am: _________________ in der _________ SSW

Ggf. Schwangerschaftstest: positiv am: ____________________________

Berechneter Entbindungstermin:

Entbindungstermin (ggf. nach
Verlauf korrigiert):

B. Besondere Befunde im Schwangerschaftsverlauf

27. Behandlungsbedürftige Allgemeinerkrankungen, ggf. welche _____________________

28. Dauermedikation
29. Abusus
30. Besondere psychische Belastung
31. Besondere soziale Belastung
32. Blutungen vor der 28. SSW
33. Blutungen nach der 28. SSW
34. Placenta praevia
35. Mehrlingsschwangerschaft
36. Hydramnion
37. Oligohydramnie
38. Terminunklarheit
39. Placenta-Insuffizienz
40 Isthmozervikale Insuffizienz
41 Vorzeitige Wehentätigkeit

42. Anämie
43. Harnwegsinfektion
44. Indirekter Coombstest positiv
45. Risiko aus anderen serologischen Befunden
46. Hypertonie (Blutdruck über 140/90)
47. Eiweißausscheidung 1 °/oo
    (entsprechend 1000 mg/l) oder mehr
48. Mittelgradige – schwere Ödeme
49. Hypotonie
50. Gestationsdiabetes
51. Lageanomalie
52. Andere Besonderheiten
    ggf. welche _______________________

Nach ärztlicher Bewertung des Kataloges B liegen für den
heutigen Untersuchungstermin folgende Risiken vor:

Stationäre Behandlung während der Schwangerschaft
(von/bis, Klinik, Diagnose, Therapie):

Falle eines behinderten Kindes einen der Mutter zugefügten Schaden an. Der/die Arzt/Ärztin wird zur Übernahme der Lebenshaltungskosten des Kindes verurteilt. (vgl. Beller in: Holzgreve 1987:142)[36]

Verzichtet eine schwangere Frau, die z.B. aufgrund ihres Alters zur Risikoschwangeren erklärt wurde, auf pränatale Tests wie z.B. eine Fruchtwasseruntersuchung, so muß sie dies mit ihrer Unterschrift belegen. (vgl. Arz de Falco 1991:87)

Bis vor einiger Zeit beinhaltete der Mutterpaß eine heraustrennbare Bescheinigung, die die Frau nach der Entbindung ihrer Krankenkasse zur Auszahlung eines Pauschbetrages von DM 100,-- vorlegen konnte gemäß §196 RVO/25 KVLG, auf der zu lesen stand:

> "Es wird bescheinigt, daß Ihre Versicherte regelmäßig die Mutterschaftsvorsorgeuntersuchungen sowie die Untersuchungen nach der Entbindung in Anspruch genommen hat." (Blume 1990:71)

Der Pauschbetrag wurde nicht gewährt, wenn die Versicherte aus einem "nicht zu vertretenden Grund" (Blume 1990:70) bestimmte Untersuchungen nicht hat durchführen lassen.

Ein Betrag von DM 100,-- hatte offensichtlich vorwiegend symbolischen Charakter. Er zielte auf einen »Zwang zur Vorsorge« ab, wie er in §52 Sozialgesetzbuch tendenziell zum Ausdruck kommt:

> "Nach §52 Sozialgesetzbuch V (...) verliert teilweise oder ganz den Anspruch auf Krankengeld, wer durch sein Verhalten riskiert, sich eine Krankheit zuzuziehen." (Eberbach 1993:28)

Die Abschaffung der Auszahlung des Pauschbetrages deutet darauf hin, daß sich diese Form des Anreizes für eine regelgerechte Inanspruchnahme der Schwangerenvorsorge erübrigt hat.

Sollte sich im Rahmen der pränatalen Diagnostik zukünftig die Diskrepanz zwischen Diagnostik und Therapie verringern, wäre es wahrscheinlich, daß die vorgeburtliche Untersuchung "ethisch obligat, zu einer Pflicht zur Gesundheit des Kindes" (Wuermeling 1989:133) wird.

Auch im erwähnten Programm »Prädiktive Medizin« der Europäischen Gemeinschaft (vgl. 2.4) wird dieser Zusammenhang formuliert:

> "Aspekte wie die Privatsphäre eines Menschen, einschließlich des Rechts auf Wissen oder Nichtwissen, müssen gegen allgemeine Überlegungen zur Gesundheitsfürsorge abgewogen werden." (Prädiktive Medizin: Analyse des menschlichen Genoms zit. nach Weizsäcker 1993:17)

---

36 Z.B. hat der BGH einen Arzt zur Unterhaltszahlung für ein behindertes Kind verurteilt. (vgl. FR vom 18.11.1993)

Im Bundesmantelvertrag, der zwischen der Krankenversicherung und Kassenärztlicher Vereinigung geschlossen wurde, ist die kassenärztliche Auskunftserteilung ausgehandelt. Eine »Vordruckvereinbarung« schreibt den Kassenärzten/-ärztinnen vor, welche Vordrucke über die Patientinnen ausgefüllt und weitergeleitet werden müssen. Dazu zählt auch das Epikrisen-Blatt im Mutterpaß. (vgl. Schmidt 1990:6) Dieses Ablaufschema sichert eine umfassende Informationsbeschaffung über Schwangerschaftsprozesse.

Auf Seite 11 des Mutterpasses werden die Ergebnisse der Abschlußuntersuchung (Epikrise) festgehalten. Abgefragt werden hier medizinische und auf das Vorsorgeverhalten bezogene Daten, ferner Familienstand und Nationalität der Frau. Eventuell relevante »Risikonummern« gemäß dem »Risikomerkmalkatalog« werden ebenfalls angegeben. Diese Daten dienen statistischen Auswertungen über die Inanspruchnahme und den Erfolg der Schwangerenvorsorge

Desweiteren soll der/die Arzt/Ärztin bei einem eventuellen Arztwechsel der Schwangeren die in seiner/ihrer Patientinnenkartei gespeicherten Daten dem/der anderen Arzt/Ärztin auf Verlangen und nach Zustimmung der Schwangeren zur Verfügung stellen, damit eine lückenlose Schwangerschaftsdokumentation gewährleistet bleibt.

Zusammenfassend setzen das Embryonenschutzgesetz, die Mutterschafts-Richtlinien und der Mutterpaß den Rahmen für garantierte Zugriffsmöglichkeiten auf den Entstehungs- und Entwicklungsprozeß menschlichen Lebens.

Der Gesetzgeber beugt zwar im EschG einem Mißbrauch potentiellen Lebens im Forschungslabor vor, tut dieses jedoch nur eingeschränkt, da er gleichzeitig das wissenschaftliche Forschungsziel nicht in Frage stellt. Es bleiben legitimierte Schlupfwinkel in der Reproduktionstechnologie erhalten. Die Gewährung dieser Freiräume zielt m. E. darauf ab, potentielles Leben technisieren und beherrschen zu können, d.h. Macht darüber zu erlangen, wer, wie und wann auf die Welt kommen darf. Frauen und Männer werden zu Rohstofflieferanten/-innen weiblicher und männlicher Keimzellen, aus denen das »Produkt Leben« hergestellt wird.

Die Mutterschafts-Richtlinien sichern den medizinisch-wissenschaftlich erwünschten Umgang mit Schwangerschaft und Geburt ab. Sie geben Anweisungen, die den/die Arzt/Ärztin reglementieren und ihn/sie in gewisser Weise als »Handlanger« der medizinischen Autorität auftreten lassen. Zusammen mit den Regelungen im Mutterpaß wird deutlich, daß Gynäkologen/-innen »Täter/-innen« und »Opfer« zugleich sind.

Täter/-innen in dem Sinne, daß sie den Kontrollprozeß über das weibliche Gebärvermögen vorantreiben, indem sie die vorgegebenen Regeln der

Abschluß-Untersuchung/Epikrise

Schwangerschaft

Geburtsjahr 19 ☐☐   alleinstehend ☐   Nationalität ☐ *)

Schwangerschaften (mit dieser) ☐☐   Geburten (mit dieser) ☐☐   Erst-Untersuchung in SSW ☐☐

Anzahl der Vorsorge-Untersuchungen ☐☐   vor Entbindung in Klinik vorgestellt ☐   stat. Aufenthalt ante partum in Wochen ☐☐

Nach Katalog A/B (Seite 5 und 6) dokumentierte wichtigste Risikonummern
☐☐ ☐☐ ☐☐ ☐☐ ☐☐ ☐☐

Geburt

Datum ☐☐☐☐☐☐   SSW ☐☐   extern entbunden [ja]

	1. Kind	2. Kind (Zwilling)
Lebendgeburt	ja / nein	ja / nein
Geschlecht	m / w	m / w
Geburtsmodus	sp / S / vag. Op.	sp / S / vag. Op.
Kindslage	SL / BEL / QL	SL / BEL / QL
Gewicht	☐☐☐☐ g	☐☐☐☐ g
Länge	☐☐ cm	☐☐ cm
Apgar-Zahl 5'/10'	☐☐ ☐☐	☐☐ ☐☐
pH-Wert (Nabelarterie)	☐☐☐☐	☐☐☐☐
auffällige Fehlbildung	ja / nein	ja / nein

Besonderheiten _______________________________________

____

Wochenbett

Wochenbett normal [ja] [nein]   gyn. Befund normal [ja] [nein]

Hb ☐☐☐   RR ☐☐☐ / ☐☐☐   Urin steril [ja] [nein]

Anti-D-Prophylaxe [ja] [nein]

Besonderheiten (s. a. S. 12) _________________________

	1. Kind				2. Kind (Zwilling)			
Blutgruppe und Untergruppen (nur bei rh-neg.-Mutter; kein Ausweis!)	A	B	O	AB	A	B	O	AB
	Rh-pos.		Rh-neg.		Rh-pos.		Rh-neg.	
direkter Coombstest	neg.		pos.		neg.		pos.	
Kind unauffällig entl. am								
Kind verlegt am								
Kind verstorben am								

*) 1 Deutsch
2 Italienisch
3 Spanisch
4 Türkisch
5 Jugoslawisch
6 Griechisch
7 Sonstige

______________________________   ______________________________
Datum der Entlassungsuntersuchung   Unterschrift/Stempel

Bitte Kohlepapier einlegen

medizinischen Wissenschaft befolgen. Zum Opfer können sie werden, da ihnen im Falle einer Nichtbeachtung des medizinisch-technischen Reglementariums im Umgang mit Schwangerschaften gesetzlich ein Strick gedreht werden kann, wie es in den »wrongful life cases« zum Ausdruck kommt.

Der Mutterpaß erfaßt vollständig das wichtigste Glied der Kontrollkette, nämlich die schwangere Frau. Ihr Verhalten wird darin weitgehend aufgenommen und bestimmt. Ihr jeweiliger Zustand wird medizinisch-wissenschaftlich definiert. Dadurch wird automatisch jede Schwangerschaft in das standardisierte medizinisch-technische »Korsett« gezwängt. Das Schwangerschaftsdokument speichert sämtliche Daten, die der medizinischen Wissenschaft bedeutsam erscheinen und sorgt für deren Weiterleitung und zentrale Auswertung.

Das Konglomerat staatlicher und medizinischer Interessen wird auch im nun folgenden Teil der Arbeit deutlich, der sich mit der »eugenischen Indikation« beschäftigt.

4 Eugenische Indikation[37]

Das Aufkommen eugenischen Gedankenguts entsteht in gesellschaftlich etablierter Form im Zusammenhang mit der Bedeutung des Sozialdarwinismus[38] und der Rassenhygiene gegen Ende des letzten Jahrhunderts. Francis Galton (1822-1911) gilt als Begründer der wissenschaftlichen Lehre der Eugenik[39].

> "1904 konkretisierte Galton die Deutung von 'Eugenik' und faßte die Lehre vom 'Wohlgeborensein' als 'National Eugenics' (...). Hiermit unterstrich er den politischen Charakter der Eugenik." (Bergmann 1992:315)

Sozialhygiene, Eugenik und Rassenhygiene[40] formen Begriffe wie »Qualität« und »Volkskörper«. Dadurch wird Rassenhygienikern und Eugenikern Zutritt zur Bevölkerungspolitik gewährt, verstanden als "medizinischen Eingriff" am "kranken Volkskörper" (Bergmann 1992:54). Aus wissenschaftlichen Erkenntnissen der Medizin wird eine "Gesellschaftsvorstellung abgeleitet, in der 'Ärzte als Führer der Völker' (...) zu Staatspolitikern avancieren sollten" (Bergmann 1992:56).

In der eugenischen Indikation konkretisiert sich das Prinzip der "Rationalisierung von Fortpflanzung" (Bergmann 1992:14). Die Zerlegung des vielschichtigen Entstehungsprozesses menschlichen Lebens in seine Einzelteile evoziert gleichzeitig den Gedanken der Vernichtung von Leben. Jede/-r am Entstehungsprozeß Beteiligte, die/der dem Prinzip rationalisierter Fortpflanzung zuwider

---

37 Andere Begriffe für denselben Tatbestand sind kindliche, mütterliche und embryopathische Indikation. Ich schließe mich der Sichtweise von Sylvia Groth an und verwende den Begriff eugenische Indikation. Die beiden ersten Bezeichnungen erscheinen unsinnig, denn Indikationen verhindern ja gerade, daß aus der Leibesfrucht ein Kind bzw. aus einer Frau eine Mutter wird. »Embryopathisch« (vorgeburtliche Erkrankung, die während der Phase der Organentwicklung zu einer Fehlentwicklung führt) erscheint unangemessen, da der nach §218a StGB straffreie Schwangerschaftsabbruch sich nicht nur auf die während der Schwangerschaft zugezogenen Schädigungen bezieht. Einbezogen sind auch die im Rahmen der künstlichen Befruchtung diagnostizierten Zustände befruchteter Eizellen vor deren Einpflanzen in die Gebärmutter. (vgl. Groth 1988:23)

38 Der Sozialdarwinismus basiert auf Charles Darwins Lehre von der natürlichen Auslese. Er begreift auch die menschliche Gesellschaft als den Naturgesetzen unterworfen. Soziale Ungleichheiten, Ungerechtigkeiten o.ä. werden als naturgegeben angesehen.

39 Eugenik meint die Erbgesundheitslehre mit dem Ziel, »schädliches« Erbgut aus dem »Volkskörper« zu eliminieren.

40 In Deutschland löst der Begriff Rassenhygiene bald den Begriff Eugenik ab. Rassenhygiene meint die praktische Anwendung theoretischer Schlußfolgerungen aus der Erblehre. Die Fortpflanzung der Bevölkerung soll so gesteuert werden, daß sich »schlechtes Erbgut« nicht weiter ausbreiten (negative Eugenik) bzw. »gutes Erbgut« reproduzieren (positive Eugenik) kann. (vgl. BMFT 1991:116)

handelt, seien es Frauen, Männer, »Rassen«, die aufgrund eines stigmatisierten Merkmals als »fortpflanzungsunwürdig« gelten, können Opfer der Vernichtung werden. Wurden im Nationalsozialismus Millionen von Juden aufgrund ihrer »Rassenzugehörigkeit« ermordet, so findet sich heutzutage dieses Prinzip der Vernichtung »unwerten Lebens« im Rahmen der »pränatalen Auslese« wieder. Provokant formuliert sind Konzentrationslager und medizinische Labors (in bezug auf pränatale Diagnoseverfahren) zwei unterschiedliche Ausdrucksweisen der gleichen Ideologie.

> "Rationalisierung und Vernichtung waren daher von Anfang an miteinander gepaart, weil es um die Verhinderung gesellschaftlich unangepaßter menschlicher Existenz ging, und zwar auf dem geburtenpolitischen Weg." (Bergmann 1992:15)

1927 stellt das Reichsgericht den Schwangerschaftsabbruch gemäß §218 nach medizinischer Indikation unter Straffreiheit, mit der Begründung, das Leben der Frau gegen das der Leibesfrucht abwägen zu müssen.

Das nationalsozialistische Regime verankert die in medizinischen und politischen Kreisen weit verbreitete Akzeptanz des eugenischen Schwangerschaftsabbruchs in gesetzlicher Form. 1933 erläßt es das »Gesetz zur Verhütung erbkranken Nachwuchses«, das Zwangssterilisation bedeutet.

Am 26.06.1935 wird die eugenische Indikation zum ersten Mal gesetzlich verankert, in dem das Gesetz um die zwangsweise Abtreibung aus medizinischen wie rassenhygienischen Gründen ergänzt wird. Während des Krieges wird der §218 entsprechend der nationalsozialistischen Ideologie mit dem Wunsch nach der Erzeugung einer deutschen »Herrenrasse« grausam verschärft.

Nach 1945 verurteilen die Alliierten das »Gesetz zur Verhütung erbkranken Nachwuchses«, einschließlich seiner Änderungsgesetze, nicht als »Nazi-Gesetz«. Da die anderen Länder auch Sterilisationsgesetze haben, können sie sich mit der darin zum Ausdruck kommenden Geisteshaltung identifizieren.

Nach 1949 gilt der §218 in der Fassung von 1871 mit der Einschränkung eines straffreien Schwangerschaftsabbruches nach medizinischer Indikation.

Wesentlich beeinflußt durch die »Contergan-Affäre« in den 60er Jahren, rückt der Einfluß umweltschädigender Bedingungen auf den »Fötus« zunehmend in den Mittelpunkt des humangenetischen und medizinischen Interesses. Trotz stellenweiser Bedenken im Hinblick auf die nationalsozialistische Vergangenheit, enthalten 1969 die Gesetzesentwürfe zur Änderung des §218 die eugenische Indikation. Sie geht 1976 in den reformierten §218 ein. §218a StGB besagt:

> "Der Abbruch der Schwangerschaft durch einen Arzt ist nicht nach §218 strafbar, (...) wenn nach ärztlicher Erkenntnis (...) dringende Gründe für die Annahme sprechen, daß das Kind infolge einer Erbanlage oder schädlicher Einflüsse vor der Geburt an einer nicht behebbaren Schädigung seines Gesundheitszustandes leiden würde, die so

schwer wiegt, daß von der Schwangeren die Fortsetzung der Schwangerschaft nicht
verlangt werden kann." (StGB zit. nach Krone 1992:89)

Die eugenische Indikation steht im Zusammenhang mit der Entwicklung der pränatalen Diagnostik. Bis zur 22. Schwangerschaftswoche nach der Empfängnis ist der Schwangerschaftsabbruch straffrei. Diese Zeitgrenze orientiert sich am Zeitpunkt des Ergebnisbefundes einer Fruchtwasseruntersuchung. (vgl. 8.3)

Die eugenische Indikation ist eine von vier Indikationen (medizinische, eugenische, kriminologische, soziale), wonach ein Schwangerschaftsabbruch straffrei möglich ist. Begründet werden die Indikationen mit der "Zumutbarkeit für die Frau" (Groth 1988:23).

> "Dieser Begriff der Zumutbarkeit erscheint zynisch, geht es doch dem Staat im §218 darum, den Interessengegensatz Frau und Frucht zu konstruieren und sich dann zum Retter der Frucht zu erheben." (ebd.)

Die eugenische Indikation versetzt Ärzte/Ärztinnen in eine Rechtsstellung, während eine Frau für die gleiche Handlung (Abtreibung) kriminalisiert wird. (vgl. Bergmann 1992:163ff.)

Der Strafrechtskommentar zu diesem Gesetz weist darauf hin, daß es hierbei nicht um eine Bewertung von behindertem gegenüber nichtbehindertem Leben gehe, sondern nur um die Zumutbarkeit für die Frau bzw. die Familie. (vgl. Groth 1988:24) Dennoch wird im Gesetz auf eine individuelle Eigenschaft des zu erwartenden Kindes abgehoben, die in der Praxis eine Selektion bedeutet bzw. bedeuten kann.

1987 wurden 1,2 % (1.037 von 88.540) aller registrierten Schwangerschaftsabbrüche nach eugenischer Indikation durchgeführt. (vgl. ebd.) Obwohl diese Indikationsstellung zahlenmäßig nicht bedeutsam erscheint, erfährt sie ihre Relevanz doch durch verschiedene gesellschaftspolitische Entwicklungen wie z.B.:

- Fortschritt in der pränatalen Diagnostik bedeutet eine Zunahme diagnostizierbarer »genetischer Defekte« bzw. »Normabweichungen« am »Embryo«/»Fötus«. Das Potential der Frauen, die sich vor die Frage eines Schwangerschaftsabbruchs nach eugenischer Indikation gestellt sehen wird, wird demnach steigen;
- durch den propagierten Patientenstatus des »Fötus« wird das Recht der Frau auf körperliche Unversehrtheit dem des »Fötus« auf eine pränatale Therapie[41] gegenübergestellt;
- auf die gesetzliche Ausnahmeregelung zur gezielten Geschlechtswahl im ESchG (vgl. 3.1), §5, findet die eugenische Indikation gleichfalls Anwendung;
- der sogenannte »Fetocid« spielt ebenfalls in diese Indikationsstellung hinein[42];

---

41 In den USA gab es Fälle, in denen gerichtlich dem Recht des »Föten« stattgegeben wurde. Bei Zustimmungsverweigerung der Frau droht ihre Entmündigung. (vgl. Groth 1988:24; vgl. Fußnote 14)

- anencephale (großhirnlose) »Föten« werden zur Organentnahme verwendet[43];
- in den bereits angesprochenen »wrongful life cases« wird das Verhindern einer Abtreibung nach eugenischer Indikation als rechtswidrig bezeichnet;
- sogenannte »Lebensschützer«, die den §218 angreifen, richten ihre Argumente nur gegen die drei anderen Indikationen. Mit der eugenischen Indikation geben sie sich einverstanden. (vgl. Frauen gegen den §218 1991)

Die medizinisch-wissenschaftlich definierte und staatlich legitimierte eugenische Indikation zeigt deutlich, wie der Gedanke des »gesunden Volkskörpers« auch die letzten Jahrzehnte bis in die Gegenwart überdauert hat. Die eugenische Indikation öffnet das Tor zur Bewertung menschlichen Lebens nach bestimmten Auslesekriterien.

Der Staat stellt als Organisator das notwendige Instrumentarium für die Politik einer menschlichen Auslese zur Verfügung. Damit erklärt er die Eugenik zum staatspolitischen Programm.

Ein weiteres Instrument zur gesellschaftlichen Umsetzung obengenannter Sichtweise, stellen die humangenetischen Beratungsstellen dar, deren Sinn und Zweck im folgenden beschrieben werden.

Anmerkung:

Seit 01.10.1995 gilt eine gesetzliche Neuregelung des Schwangerschaftsabbruchs, bei der die eugenische Indikation weggefallen ist. Schwangerschaftsabbrüche nach pränataler Diagnostik werden demnach im Rahmen der medizinischen Indikation vorgenommen werden, d.h. ohne Befristung und Beratungspflicht. Hierdurch entsteht der Eindruck, daß die Geburt eines behinderten Kindes eine Bedrohung der seelischen Gesundheit der schwangeren Frau darstellt, und daß Abbrüche wegen einer mutmaßlichen Behinderung des Ungeborenen so zwingend sind, daß sie zu jedem Zeitpunkt möglich sein müssen.

---

42 Fetocid bedeutet das Abtöten des »Fötus« vor der Einleitung eines Schwangerschaftsabbruchs. Der Bundesgerichtshof bezeichnet "die Ermöglichung des Überlebens eines Fetus nach einem versuchten Abbruch als rechtswidrig" (Beller in: Holzgreve 1987:143). Ebenso gewinnt der Fetocid im Rahmen der In-Vitro-Fertilisation an Bedeutung: Hormongaben lösen bei der Frau »Supereisprünge« aus, die zu anschließenden Mehrlingsschwangerschaften führen können. Die »überzähligen Föten« werden durch Injektionen mit Kohlendioxid oder Sekundenkleber getötet. (vgl. Groth 1988:24 ;FR vom 12.08.1993)

43 Z.B. in Münster von Professor Beller. (vgl. Groth 1988:24)

5 Humangenetische Beratung

Die Humangenetik ist besonders in der Bundesrepublik Deutschland ein umstrittenes Forschungsgebiet. Kritiker/-innen sehen in ihr die Kontinuität von Eugenik und Rassenhygiene aus der Zeit der Jahrhundertwende und des Nationalsozialismus. Sowohl in ideologischer als auch personalpolitischer Hinsicht lassen sich Bezüge zur Vergangenheit herstellen.[44]

Bei »auffälliger« Anamnese, vorausgegangener Geburt fehlgebildeter Kinder, bereits erfolgter Fehl- oder Totgeburten aus ungeklärten Gründen oder einem Alter der schwangeren Frau von über 35 Jahren, werden die Ärzte/Ärztinnen von der Bundesärztekammer angewiesen, diese Frauen bereits vor der Schwangerschaft aber bis spätestens zur 8. Schwangerschaftswoche genetisch zu beraten bzw. sie an eine humangenetische Beratungsstelle zu überweisen.

Im Rahmen der humangenetischen Beratung werden Familienstammbäume erstellt. Sowohl in der Familie vorkommende Krankheiten als auch Verhaltensauffälligkeiten werden von dem/der genetischen Berater/-in erfragt. (vgl. Röring 1986:15)

Humangenetische Beratung soll die/den einzelne/-n über eventuelle Erbkrankheiten aufklären. Eine Aussage über den Schweregrad einer erblich bedingten Behinderung kann dabei nur annähernd getroffen werden.

Das im Sinne der humangenetischen Beratung empfohlene Vorsorgeprogramm für die Frau hängt von der Risikoabschätzung bzw. -einstufung der Schwangerschaft ab, die sich aus dem Beratungsgespräch ergibt.

Dabei ändert sich die Risikobewertung einer Schwangerschaft stetig. Galt früher das Risiko von 1:50 nach humangenetischem Ermessen als »hohes Risiko« für eine Schwangerschaft, so wird heute bereits ein Risiko von etwa 1:200 als »hoch« angenommen. Diese Einschätzungen schlagen sich in der Haltung des/der humangenetischen Beraters/-in im Beratungsgespräch nieder, auch wenn diese dazu angehalten werden, »non-direktiv« zu beraten. (vgl. Katz Rothman 1989:52)

Nahezu alle Frauen/Eltern entscheiden sich nach einer humangenetischen Beratung, bei der sich ein mögliches Risiko für eine Schädigung des »Föten« ergibt, für einen Schwangerschaftsabbruch. (vgl. BMFT 1991:184)

> "Genetische Beratung informiert über Risiken und alle möglichen Eventualitäten. (...) Und sich alle möglichen Komplikationen, und seien sie noch so selten, vor Augen zu führen, löst immer Ängste aus." (Schindele 1990:72)

---

44 Obwohl die Bedeutsamkeit dieser Thematik eine hervorragende Stellung verdient, würde es den Rahmen dieser Arbeit sprengen, im einzelnen die Parallelen und Kontinuitäten darzustellen. Ich verweise auf z.B. Kröner 1993:12ff.; Röring 1986:9ff.; Sierck/Radtke 1984.

Die erste humangenetische Beratungsstelle in der Bundesrepublik Deutschland wird 1972 in Marburg eröffnet. Sie gilt als Modellprojekt[45] und wird vom Bundesministerium für Jugend, Familie und Gesundheit und der VW-Stiftung gefördert. An dieser Entwicklung sind vor allem die Bundeszentrale für gesundheitliche Aufklärung, Vereine[46] und die Industrie[47] beteiligt.

Die Deutsche Forschungsgemeinschaft fördert durch ein Schwerpunktprogramm die Erforschung von Methoden zur Früherkennung, das von den daran beteiligten Humangenetikern/Humangenetikerinnen und Medizinern/Medizinerinnen als besonders erfolgreich gerühmt wird. (vgl. Schluck 1986:3)

Seitdem wird ein zunehmend flächendeckendes Angebot an humangenetischer Beratung angestrebt. Humangenetische Beratungsstellen sollen an Gesundheitsämter und Therapiezentren angegliedert bzw. mobile Beratungsstellen eingerichtet werden. (vgl. Röring 1986:13) Es "wird angestrebt, genetische Beratung regelmäßig (obligat) vorzuschreiben" (BMFT 1991:189).

Das Interesse an der Institutionalisierung humangenetischer Beratungsstellen ist im Zusammenhang mit den in den 70er Jahren einsetzenden Kürzungen sozialstaatlicher Leistungen zu sehen. Auf der Basis simpler Kosten-Nutzen-Analysen wird deren volkswirtschaftlich positiver Effekt begründet. Behinderung ist angeblich unbezahlbar geworden. Sie steht einem Anspruch auf Leistung und Effektivität zuwider. Bei einer in den letzten Jahren ständig abnehmenden Geburtenrate[48] soll wenigstens die »Qualität« der nachwachsenden Bevölkerung gesichert sein. Demgegenüber steht eine seit Jahren gleichbleibende »Behinderten-Quote«. (vgl. Schulz 1992:133)

Kosten-Nutzen-Abwägungen stehen auch weiterhin im Zentrum insbesondere der humangenetischen Überlegungen. Ein charakteristisches Zitat des Münsteraner Humangenetikers Tünte verdeutlicht diese Priorität:

> "Sämtliche Berechnungen haben gezeigt, daß (...) der Nutzen den Aufwand um ein Mehrfaches überwiegt. Würden z.B. in der Bundesrepublik alle Schwangerschaften ab 40 Jahren untersucht, so wären 11.000 pränatale Diagnosen erforderlich. Hierbei würden Kosten von 28.000 DM pro Schwangerschaft mit chromosomengeschädigter Frucht entstehen. Demgegenüber würden die durchschnittlichen Kosten für die le-

---

45 Begründer war Professor Wendt, früherer Präsident der "Stiftung für das behinderte Kind". (vgl. Röring 1986:14)

46 Z.B. "Lebenshilfe für geistig Behinderte"; "Stiftung für das behinderte Kind zur Förderung von Vorsorge und Früherkennung"

47 Z.B. VW-Stiftung; Unterstützung des Humangenetikers Tünte durch den Nestlé-Konzern. (vgl. Sierck/Radtke 1984:45)

48 1994 wurden nach Angaben des Statistischen Bundesamts in Wiesbaden 770.000 Babies in Deutschland geboren, das sind 3,6% weniger als im Vorjahr, die niedrigste Geburtenrate der Nachkriegszeit. (vgl. FR vom 10.06.1995)

benslange Betreuung eines ausgetragenen Kindes etwa 200.000 DM betragen, was einer Kosten-Nutzen-Relation von 1:7 entspricht." (zit. nach Degener 1986:6)

Humangenetische Beratungsstellen tragen zu einer Veränderung des Behindertenbildes in der Gesellschaft bei, da sie in beträchtlichem Ausmaß an der Definition dessen, was als Behinderung angesehen wird, beteiligt sind. Konsequenz hieraus ist eine zunehmend rigidere Auffassung von einer »gesunden Norm« und daraus resultierend eine Ausweitung und Stigmatisierung von Normabweichungen = Behinderung (= Leid = lebensunwert). Dabei wird von den viel bedeutsameren Behinderungsursachen wie z.B. schädliche Umwelteinflüsse, Unfälle im Straßenverkehr und/oder am Arbeitsplatz abgelenkt.

Auf dem Wege der »genetischen Vorsorge« wird die Utopie einer »behindertenfreien« Gesellschaft in Aussicht gestellt. Humangenetische Beratungsstellen haben die 2%-4% »geschädigten« Neugeborenen im Visier, nicht die 96%-98% »gesunden«. Sie orientieren sich entsprechend am Risiko, das eine selektive Sichtweise impliziert.

Die Regel Nummer 2 im Vorsorgeplan der Aktion Sorgenkind lautet:

> "An vererbbare Krankheiten denken! Schon vor einer Schwangerschaft sollten zukünftige Eltern sich darüber klar sein, ob und welche vererbbaren Krankheiten in der eigenen Familie vorkommen" (Vorsorge-Initiative 1992:7).

Etwa drei Viertel der Ratsuchenden pro Jahr kommen auf Empfehlung (von Ärzten/Ärztinnen, Freunden, Bekannten, Medien etc.) oder per Überweisung zur humangenetischen Beratung. (vgl. Schulz 1992:133) 1986 betrug die Zahl genetischer Beratungen in der Bundesrepublik 35.015, 1989 ca. 38.480. (vgl. Zerres 1993:18) Die Zahl vorgeburtlicher Untersuchungen betrug im Vergleich dazu 1986 32.770 und 1989 ca. 52.900. (ebd.)

Das Verhältnis verdeutlicht eine Zunahme pränataler Diagnostik ohne vorherige genetische Beratung (Zerres 1993:17ff.). Humangenetiker/-innen befürchten im Hinblick auf diese Entwicklung eine aus der Kontrolle geratene Ausweitung pränataler Diagnostik. (vgl. Schindele 1990:68) Außerdem sehen sie in einer Entkoppelung von Beratung und Diagnostik die Gefahr einer irreführenden und qualitativ minderwertigen Beratung des/der einzelnen Ratsuchenden. (vgl. BMFT 1991:189)

Einige humangenetische Institute versuchen, dem Trend einer "selbstverständlichen genetischen Pränataldiagnostik" (Schindele 1990:68) durch Aufklärung vor den Untersuchungen entgegenzuwirken (z.B. in Heidelberg). Diese vereinbaren mit den Kliniken, daß Amniocentesen und Chrorionzottenbiopsien (vgl. 8.3 und 8.4) nur nach vorheriger Beratung erfolgen sollen.

Humangenetiker/-innen sehen die Hauptaufgabe humangenetischer Beratung darin, mit den Mitteln der Vorsorge bzw. Früherkennung, »individuelles Leid« abzuwenden.

"Im Jahre 1975 wurden in der Bundesrepublik etwa allein 25.000 Kinder mit erheb-
lichen genetischen Schäden geboren. Das von Wendt geschaffene »Marburger Modell« hat erwiesen, daß 20 Prozent - also 5.000 - dieser Kinder gar nicht erst hätten
gezeugt werden müssen (!), wenn es überall in Deutschland eine genetische Beratung
gäbe." (Sierck/Radtke 1984:30)

Die meisten humangenetischen Beratungsstellen sind an eine Universität angeschlossen, was Forschungsnähe bedeutet. Auch wenn sich genetische Berater/-in-
nen im einzelnen um eine Frau bzw. ein Paar bemühen, so repräsentieren sie doch
in erster Linie die Institutionen, die pränatale Untersuchungsmethoden bereitstellen.
Denn sie sind mit der wissenschaftlichen Disziplin Genetik verknüpft. Die Annahme liegt nahe, daß die genetische Forschung auf dem Wege der humangenetischen Beratung einen Teil ihres "Forschungsmaterials" (Schindele 1990:74)[49] bezieht.

Die mögliche Konsequenz »präventiven Verhaltens«, d.h. der Schwangerschaftsabbruch in all seinen Dimensionen, ist eher Rand- oder überhaupt kein
Thema des humangenetischen Beratungsgesprächs. (Das gilt im übrigen auch für
die Vorsorgebroschüren, die an Schwangere verteilt werden.) Höchstens in p--
tierter Form: "Die pränatale Diagnostik hilft, (...) unnötige Schwangerschaftsabbrüche aus Angst zu vermeiden." (Institut für medizinische Genetik o.J.:6)

Die Tendenz in der genetischen Beratung geht dahin, daß Frauen eine »direktive
Beratung« wünschen, aus dem einfachen Grund, nicht alleinverantwortlich für die
Entscheidung sein zu wollen. (vgl. Arz de Falco 1991:87; vgl. 7)

Eine wirkliche Beratung von Schwangeren müßte institutionell unabhängig sein
und über eine Information über genetische Risiken, Krankheitsbilder und Untersuchungsverfahren hinausgehen, indem sie komplexe Konfliktsituationen der Frauen
beachtet[50].

Humangenetische Beratung steigert und sichert zusätzlich die Nachfrage nach
pränataler Diagnostik. Je weiter humangenetische Forschungserkenntnisse voran-
schreiten (z.B. weiteres Aufspüren von Verursacher-Genen), desto größer wird die
Bandbreite der Indikationsstellung für eine Genanalyse bzw. »präventives Verhalten«.

---

49 Die humangenetischen Institute erhalten z.B. auch vom Statistischen Bundesamt Wiesbaden auf
   Verlangen Daten über Risikoschwangerschaften und behinderte Neugeborene. (vgl. Schulz
   1992:113)

50 Verschiedene Interessengemeinschaften haben sich dieser Aufgabe angenommen, z.B:
   Feministische Frauen-Gesundheits-Zentren, "Initiativgruppe Pränatale Diagnostik (CARA)",
   Aktionsforum MoZ (Mutterschaft ohne Zwang), "Netzwerk unabhängige Beratung und kritische
   Information zur pränatalen Diagnostik".

Humangenetische Beratungsstellen sind ein zusätzliches probates Mittel zum Zweck, den Bevölkerungsnachwuchs kontrollieren zu können und weitere Einblicke in die Verläufe von Schwangerschaft und Geburt zu erlangen.

Hinter ihnen verbirgt sich eine völlig »entsinnlichte« Sichtweise von Schwangerschaft, die Frauen in bezug auf ihre »anderen Umstände« in eine »Hab-Acht-Stellung« versetzt.

6 Die Orientierung am Risiko

Ausgangspunkt für die Inanspruchnahme humangenetischer Beratung und der sich eventuell daraus ergebenden oder auch davon unabhängigen Nutzung pränataler Diagnostik ist die bereits angedeutete medizinische Risikoeinschätzung einer Schwangerschaft. Die Orientierung am Risiko definiert zunehmend mehr Schwangerschaften als behandlungsbedürftig.

6.1 Der Risikobegriff in der Krankheitsforschung

In der Krankheitsforschung hat sich das »Erkrankungs-Risiko« zu einem Schlüsselbegriff entwickelt. Es meint eine medizinisch definierte Wahrscheinlichkeit an etwas Bestimmten zu erkranken. Dadurch wird es möglich, "auf dem Kontinuum von krank-gesund[51] eine Entscheidung zu treffen, ob und welche Handlungen bezüglich einer Erkrankung erfolgen sollen" (BMFT 1991:76).

Diese Abschätzung bildet die Grundlage für Entscheidungen z.B. in Beratungsgesprächen zwischen Arzt/Ärztin und Patientin. Die wissenschaftliche Seite erfordert demnach, "einen gegebenen Zustand einem allgemeingültigen, von den besonderen Umständen des Einzelfalles abgelösten ('kontextfreien'), Krankheitsbegriff zuzuordnen" (ebd.).

Ebenso ist der Risikobegriff im Rahmen gesundheitspolitischer Entscheidungen relevant. Bevölkerungsbezogene Studien vergangener Jahrzehnte haben das Wissen über langfristige Risiken und die Risikofaktoren immens erweitert. Daraus leiten sich sowohl bestimmte Handlungsfolgen im Rahmen individueller Beratung als auch Gesundheitsprogramme von z.B. Krankenkassen und Gesundheitsämtern ab.

> "So verpflichtet das Gesundheitsreformgesetz (Sozialgesetzbuch [SGB], Fünftes Buch, §20) die Krankenkassen zur Gesundheitsförderung und Krankheitsverhütung. Die Grundlage für entsprechende Programme, die sich im Vorfeld möglicher Erkrankungen an Risikopersonen richten, bilden diese Erkenntnisse der Medizin und der Gesundheitswissenschaften."(BMFT 1991:77)

Auf dem Hintergrund epidemiologischer Langzeitbeobachtungen wird dem jeweiligen Erkrankungsrisiko unter hauptsächlich drei Gesichtspunkten seine spezifische Bedeutung zugeteilt:

1 Relatives Risiko: Erkrankungswahrscheinlichkeiten von Personen mit bzw. ohne diesen Risikofaktor werden verglichen.

---

51 Abweichungen von der statistisch festgelegten Norm bedeuten beim einzelnen nicht unbedingt Krankheit, während ein Wert innerhalb der Norm Krankheit nicht ausschließt. Zur Relativität des Krankheitsbegriffes vgl. BMFT 1991:74ff.

2   Attributives Risiko: absolute Zahl der Erkrankungen oder Todesfälle, die auf das
    Risiko zurückgeführt ("attribuiert") werden.

3   Ob ein Merkmal als gesicherter Risikofaktor gilt, wird auf der Basis internatio-
    naler Forschungsergebnisse entschieden und durch Expertengremien empfohlen.

> "Es findet m.a.W. eine Risikoabschätzung aufgrund bevölkerungsbezogener Wahr-
> scheinlichkeitsaussagen über Erkrankungshäufigkeiten oder Todesfälle statt. Risiko-
> personen werden damit zu Zielgruppen vorbeugender Gesundheitsprogramme (...) ."
> (BMFT 1991:77f.)

6.2 Der Risikobegriff in der pränatalen Diagnostik

> "Wer das Wagnis einer Schwangerschaft eingeht, muß Mut zum Risiko haben."
> (Krone 1992:27)

Das ist die Meinung eines Münchner Frauenarztes am Universitätsklinikum Groß-
hadern, und sie ist bezeichnend für die medizinische und inzwischen gesellschaftlich weit verbreitete Einstellung zu Schwangerschaft und Geburt.

Im folgenden führe ich die Gründe und Konsequenzen für die Bezeichnung einer
Frau als Risikoschwangere an.

Die heutige medizinische Schwangerschaftsvorsorge zwingt eine schwangere
Frau dazu, sich auf das "Konzept des Risikos" (Blatt 1991:163) zu beziehen. Es
spielt dabei keine Rolle, ob sie sich eigentlich rundum wohlfühlt, wenn aufgrund
medizinischer Zusammenhänge irgendwelche Risikofaktoren festgestellt wurden.

Schwangerschaft sei keine Krankheit, so heißt es, doch die Konstruktion gesetzlicher und medizinischer Kontrollmechanismen des Schwangerschaftsprozesses
scheint demgegenüber darauf hinzuweisen, daß die schwangere Frau für krank bzw.
nicht kompetent gehalten wird. Die Steigerung risikomedizinischer Maßnahmen in
den letzten 20 Jahren umfaßt etwa 500%. (vgl. Collatz 1993:37)

Mittlerweile   gelten   70%-80%   der   schwangeren   Frauen   als
»Risikoschwangere«[52], mit steigender Tendenz. Über 20% wird zusätzlich zur am-
bulanten Betreuung auch noch ein stationärer Krankenhausaufenthalt verordnet.
(vgl. Schindele 1990:37; 1993:63)

Die Eintragung »Risikoschwangere« wird von den Ärzten/Ärztinnen ohne
Rücksprache mit der Frau im Mutterpaß dokumentiert. (vgl. 3.3)

Die Risikokategorisierung Schwangerer orientiert sich an bestimmten Untersuchungen vergangener Jahre. Dabei wurden verschiedene Gruppen von Frauen anhand statistischer Methoden in bezug auf bestimmte Risikofaktoren verglichen.
Kamen in einer bestimmten Gruppe häufiger als in anderen Gruppen Behinderun-

---

52 Bickenbach soll 1962 die Ausdrücke »Risikoschwangerschaft« und »Risikogeburt« in die
   deutsche Geburtshilfe eingebracht haben. (vgl. BMAS 1981:10)

gen an Neugeborenen vor, so galten diese Frauen als Schwangere mit hohen Risikofaktoren.

Allgemein gelten das Alter der Frau, ihr Gesundheitszustand, erbbedingte Familienkrankheiten, Verhaltensweisen und Umwelteinflüsse während einer Schwangerschaft als Risikokomponenten.

Die angeführten Kriterien verdeutlichen die rein klinische Betrachtungsweise von Schwangerschaften. Obwohl Studien einen überragenden Einfluß sozialer Lebensbedingungen und streßauslösender Faktoren belegen, finden solche Aspekte in medizinisch-wissenschaftlichen Abhandlungen keine Beachtung. Relevant ist lediglich die apparative Technik. (vgl. Collatz 1993:35)

> "Die Perinatalmediziner erheben nach wie vor die Bekämpfung der Sterblichkeit zum alleinigen Ziel und behaupten einen Zusammenhang zwischen den praktizierten risikomedizinischen Strategien in ärztlicher Ambulanz und klinischer Praxis und einer Absenkung der Sterblichkeit. Dabei ignorieren sie nicht nur systeminfragestellende Daten aus Holland, England, den USA und den skandinavischen Ländern sowie die Defizite in der Risikogruppenbetreuung und die methodische Problematik ihres Risikokonzeptes, sondern auch das Fehlen einer Schwerpunktregionalisierung der Perinatalmedizin. Zudem beziehen sie keine wesentlichen intervenierenden Systemfaktoren in ihre zumeist simplen Korrelationsberechnungen ein. Solche Vorgehensweisen sind wissenschaftlich nicht haltbar, aber scheinbar handelt es sich bei solchen Publikationen mehr um Fragen der Macht im Gesundheitswesen (und sehr viel Geld - wie die verfügbaren Milliarden ausweisen - Weltspitze!)" (Collatz 1993:37).

Die Pränataldiagnostik erscheint durch die Einordnung Schwangerer in die Kategorie »Risikoschwangere« gerechtfertigt. Zudem spielen hierbei ökonomische Gründe für Ärzte/Ärztinnen eine nicht unerhebliche Rolle. Durch die häufige Anwendung pränataler Untersuchungsmethoden können sie zahlreiche therapeutische und diagnostische Behandlungen abrechnen.

Pränataldiagnostik steht in Abhängigkeit von der Laborkapazität. Zur Zeit kann sie für 65-70% aller Schwangeren über 35 Jahre Befunde ermitteln. Wird die Laborkapazität ausgeweitet, so wird die Zahl der »Risikoschwangeren« weiter zunehmen. Immer häufiger führen auch private Labors Chromosomenanalysen durch. (vgl. Degener/Köbsell 1992:24;Schulz 1992:116;Schindele 1990:60)

	Pränatale Diagnosen insgesamt (Anzahl der Laboratorien)	Indikationen					
		Alter mat. > 35 J.	pat. > 40 J.	vorwiegend psychisch (Angst)	Wiederh.-risiken	gynäkol. Auffällig-keiten	AFP im mütterl. Serum erniedrigt
1984	22506 (42)	16628 73,9%	1220 5,4%	2406 10,7%	2252 10,0%	– –	– –
1986	29789 (45)	23408 78,57%		5432 18,24%	104 0,35%	562 1,89%	282 0,96%

Indikationsspektrum für pränatale Diagnostik aus Fruchtwasser
und Chorionbiopsie auf der Basis der Angaben von 42 bzw. 45
Laboratorien 1984 und 1986
(Aus: Schroeder-Kurth 1989:75)

Das Alter der Frau gilt als Haupteinflußgröße bei der Risikoeinschätzung einer Schwangerschaft. Auch für Frauen selber ist es zur stärksten Motivation für die Inanspruchnahme der Pränataldiagnostik geworden. 1984 wurden an 35% der Schwangeren über 35 Jahre pränatale Untersuchungen vorgenommen, 1989 waren es bereits 53%. (vgl. Zerres 1993:17f.)

Daß der Schwerpunkt der Risikoeinschätzung auf der Altersindikation liegt, hängt mit der Relevanz der interpretierten Korrelation von steigendem mütterlichen Alter und der zunehmenden Wahrscheinlichkeit des Auftretens von Trisomie 21 zusammen. Tatsache ist, daß z.B. 38jährige Frauen statistisch gesehen häufiger Kinder mit dieser Behinderung gebären als z.B. 18jährige.[53] Allerdings gibt es noch viele unbekannte Einflußgrößen, die beim Entstehen von Chromosomenabweichungen wie z.B. Trisomie 21 vermutlich eine Rolle spielen. Deshalb ist es fragwürdig, wenn ausschließlich das Alter für das »Problem« verantwortlich gemacht wird.

---

[53]

Alter der Frau	Trisomie 21 (bei Geburt)
25	0,08 %
30	0,10 %
33	0,17 %
35	0,20 %
38	0,50 %
40	1,00 %
43	1,50 %
45	4,00 %

(Auszug aus Tabelle "Altersspezifische Häufigkeit für Chromosomenanomalien (%)" in Schindele 1990:88)

Das medizinisch definierte Risiko für eine Frau, aufgrund ihres Alters ein Kind mit Trisomie 21 zu gebären, wird demjenigen des pränatalen Eingriffs zur Feststellung dieser Chromosomenanomalie gegenübergestellt. (vgl. 8 zur Einschätzung bzw. Bewertung des Risikos bei pränatalen Untersuchungsverfahren)

Die Risikodeklaration beruht demnach auf einer verallgemeinerten Interpretation von Zahlenwerten, wobei die ursächlichen Zusammenhänge unzureichend geklärt sind.

Die Altersgrenze, ab der ein »hohes Risiko« für die Geburt eines »geschädigten« Kindes angenommen wird, sinkt allmählich. Früher lag sie bei 40 Jahren, fiel dann auf 38 Jahre, danach auf 35 und liegt jetzt bei 34 Jahren.

Die »magische Altersgrenze«, die Frauen in Gruppen mit »niedrigem« bzw. »hohem« Risiko einteilt, die Frauen auch das Gefühl vermittelt, gegen eine »biologische Uhr« anzurennen, ist in dieser absoluten Form nicht haltbar, sondern ein abstrakt medizinisch-wissenschaftliches Konstrukt.

Die Orientierung an der »magischen Altersgrenze« führt nachweislich dazu, daß Frauen aus der Gruppe mit »hohem Risiko« während ihrer Schwangerschaft mehr Ängste als 32- oder 33jährige entwickeln. Zum Beispiel steigt ab der definierten »Risiko-Altersgrenze« von 35 bzw. 34 Jahren die Angst vor der Geburt eines behinderten Kindes sprunghaft an, ohne »objektiven« Grund. Der lineare Anstieg der Korrelation von Trisomie 21 und Alter der Frau (bzw. des Mannes) sieht einen statistisch auffälligen Wert erst ab etwa 41 Jahren vor. Der Einfluß der in der medizinisch-technischen Schwangerschaftsvorsorge risikobehafteten Altersindikation auf die Schwangere zeigt sich deutlich im Vergleich mit den Ländern, die sich nach einer anderen »Risiko-Altersgrenze« richten. Entsprechend verschoben setzt dort bei den Frauen die plötzliche Steigerung der Angst ein. (vgl. Degener/Köbsell 1992:31)

Bei 60%/50% aller geschädigten Neugeborenen ist die Ursache der Fehlbildung unbekannt. Vermutet wird ein Zusammenhang zwischen genetischen und Umweltfaktoren. 20%/30% der Schädigungen gelten als genetisch bedingt, und für weitere 20% werden Umweltfaktoren verantwortlich gemacht. (vgl. Blatt 1991:166 bzw. Krone 1992:28)

Im Mutterpaß sind 52 mögliche Risiken aufgeführt, die zu einer Gefährdung der Schwangeren und ihrer Leibesfrucht führen können. Untersuchungen haben gezeigt, daß bei 30% der Frauen, die nicht als Risikoschwangere bezeichnet wurden, trotzdem Komplikationen bei der Geburt auftraten. 50% der Risikoschwangeren hatten dagegen eine völlig normale Geburt. (vgl. Schindele 1990:37)

Wolfgang Konrad Tietze und seine Mitarbeiter/-innen melden im Rahmen ihrer Untersuchung[54] Zweifel am Konzept der Risikoeinschätzung in der Schwangerenvorsorge an:

> "Wir sind (...) der Meinung, daß Handlungsketten, die im Sinne einer Intensivbetreuung von Risikoschwangerschaften ablaufen, erst dann einsetzten sollten, wenn Zeichen einer Erkrankung in der Schwangerschaft festgestellt werden, weil die bisherigen empirischen Daten erst von diesem Zeitpunkt die Tragfähigkeit des Risikokonzeptes stützen. Uns erscheinen Kataloge von Risikomerkmalen, die ein Viertel bis die Hälfte aller Schwangeren zu Risikoschwangeren machen, als nutzlos und einer sinnvollen Vorsorgestrategie in der Schwangerschaft entgegenlaufend." (BMAS 1982:13)

Eine Orientierung am Risiko suggeriert den Wunsch, auch das kleinste Risiko ausschalten zu wollen. Die Pränataldiagnostik erscheint dabei verheißungsvoll.

Die Unverhältnismäßigkeit von Risikobewertung und dem Verlauf von Schwangerschaften zeigt sich besonders darin, daß letztlich ca. 98% aller Babys »gesund« geboren werden, d.h. nur bei 2%-4% kommt eine Schädigung von leicht bis schwer vor, wobei schwerste Schädigungen ganz selten sind. (vgl. Blatt 1991:166)

Durch den geschilderten Ablauf werden viele Risiken bzw. Komplikationen während einer Schwangerschaft überhaupt erst erzeugt, wie z.B. durch zahlreiche gynäkologische Untersuchungen oder die Verabreichung von Medikamenten[55] und die psychische Belastung bzw. Verunsicherung der Schwangeren.

Hinzu kommt, daß es in der Gynäkologie während einer Schwangerschaft wenige medizinische Behandlungsmöglichkeiten neben Abbruch der Schwangerschaft durch Kaiserschnitt und Intensivbehandlung des Neugeborenen gibt. Selbst von Fachleuten auf dem Gebiet der Geburtshilfe wird die Ruhigstellung einer Schwangeren, bei der eine Komplikationsgefahr besteht, für die geeigneteste Behandlungsmethode gehalten. (vgl. Schindele 1990:39)

Indem möglichst viele schwangere Frauen in die Gruppe der »Risikoschwangeren« aufgenommen werden, erhöht sich quantitativ die medizinisch-wissenschaftliche Zugriffsmöglichkeit auf Schwangere und ihre Leibesfrucht. Damit wird wiederum der Weg frei für die soziale Kontrolle der schwangeren Frau und die Bewertung und Manipulation ungeborenen Lebens. Zudem prägt die Risikoorientierung auch das öffentliche Bewußtsein.

---

54 "Epidemiologische und sozialmedizinische Aspekte der Schwangerschaft" (BMAS 1982)
55 Im Durchschnitt werden pro Schwangerschaft 8,8 Medikamentengaben verordnet, wovon "jede(s) fünfte als hochproblematisch eingestuft werden muß" (Collatz 1993:38).

6.3 Das Risikobewußtsein in der Öffentlichkeit

Für Ulrich Beck bedeutet öffentliches Risikobewußtsein "Nichterfahrung aus zweiter Hand" (Beck 1986:95).

> "Das Unsichtbare, mehr noch: das, was sich der Wahrnehmung prinzipiell entzieht, das nur theoretisch Verknüpfte, Kalkulierte *wird im zivilisatorischen Krisenbewußtsein unproblematischer Bestand des persönlichen Denkens, Wahrnehmens, Erlebens* (Hervorhebung im Text)." (Beck 1986:96)

War früher der »unsichtbare Raum« mit Göttern, Dämonen, Geistern u.a. gefüllt, so wird er heutzutage vom »Risikobewußtsein« beherrscht. Die Wertmaßstäbe kommen aus dieser "zweiten Wirklichkeit" (Beck 1986:97) und bestimmen die sichtbare Welt. "Die Hingabe, der unmittelbare Genuß, das einfache So-Sein ist gebrochen" (ebd.). Ein theoretisch bestimmtes Wirklichkeitsbewußtsein speist unser Risikobewußtsein.

> "Mit der Risikogesellschaft bricht also ein *spekulatives* (Hervorhebung im Text) Zeitalter des alltäglichen Wahrnehmens und Denkens an." (ebd.)

Im Mittelpunkt der Risikogesellschaft steht die Angst, die vom einzelnen die Fähigkeit verlangt, "Gefahren zu antizipieren, zu ertragen, mit ihnen biographisch und politisch umzugehen" (Beck 1986:101). Der Umgang mit Angst und Unsicherheit ist zu einer "zivilisatorischen Schlüsselqualifikation" (Beck 1986:102) geworden.

> "An die Stelle von Abstiegsängsten, Klassenbewußtsein oder Aufstiegsorientierungen, mit denen wir mehr oder weniger umzugehen gelernt haben, treten die zentralen Fragen: Wie gehen wir mit den zugewiesenen Gefährdungsschicksalen und den in ihnen liegenden Ängsten und Verunsicherungen um? Wie können wir die Angst bewältigen, wenn wir die Ursachen der Angst nicht bewältigen können?" (Beck 1986:101)

Bezogen auf die Situation der Schwangeren in der medizinischen Praxis heißt das, daß die ärztliche Orientierung am Risiko bei den betroffenen Frauen auf fruchtbaren Boden fällt. Wissenschaftliche Wertmaßstäbe graben sich in das Bewußtsein schwangerer Frauen ein und erzeugen eine bestimmte Wahrnehmung ihrer Schwangerschaft, die nach Kontrolle ihres Zustandes verlangt. Motor des Prozesses ist die Angst. Sie drückt sich in Form von Unsicherheit, Ungewißheit u.a. aus. Nicht zuletzt deshalb gewinnt die sogenannte »psychische Indikation« zunehmend an Bedeutung. Die Verheißungen der Pränataldiagnostik erscheinen als ein Gegenmittel der Angst.

7 Individualisierung der Fruchtbarkeitskontrolle
Die Qual(-ität) der Wahl

Niemand werde zur Nutzung des technischen Repertoires der Schwangerschaftsvorsorge gezwungen, so lautet das Argument der Befürworter/-innen pränataler
Diagnostik. Doch wie steht es um die Qualität der freien Entscheidung? Kritiker/-
innen halten dieser Rechtfertigung eine einseitige und vereinfachende Sichtweise
von Entscheidungsfreiheit und Verantwortung vor. Wirklich frei zu entscheiden
hieße, zwischen gleichwertigen Alternativen wählen zu können. Die Nutzerinnen
pränataler Diagnostik aber sind Teil eines sozialen Systems, das bestimmte Wahlmöglichkeiten belohnt und andere bestraft.

> "Ärzteschaft, Wissenschaftler und Medien haben die Kultur der Risikomedizin derart
> propagiert, daß jede Nichtnutzerin schnell zum *'Nichtsnutz'* abqualifiziert wird
> (Hervorhebung im Text)." (Collatz 1993:38)

Darüber hinaus werden Wahlmöglichkeiten "stets überformt durch soziale Prozesse
der Bewußtmachung und Informationsvermittlung, Problemwahrnehmung und
Problemdefinition, der direkten und indirekten Normierung". (Beck-Gernsheim
1991:35) Die Rede ist vom "Mythos der Freiwilligkeit" (Corea 1988:150ff.) bzw.
vom »präventiven Zwang«.

Zur Klärung dieses Gedankens ziehe ich noch einmal Ulrich Beck heran, der mit
Individualisierung meint,

> "daß die Biographie des Menschen aus vorgegebenen Fixierungen herausgelöst, offen,
> entscheidungsabhängig und als Aufgabe in das Handeln jedes einzelnen gelegt wird.
> Die Anteile der prinzipiell entscheidungsverschlossenen Lebensmöglichkeiten nehmen
> ab, und die Anteile der entscheidungsoffenen, selbst herzustellenden Biographie
> nehmen zu. Individualisierung von Lebenslagen und -verläufen heißt also:
> Biographien werden 'selbstreflexiv'; sozial vorgegebene wird in selbst hergestellte und
> herzustellende Biographie transformiert." (Beck 1986:216)

Das moderne »freie« Individuum ist jedoch gleichzeitig abhängig von all den Din-
gen, die mit seinem Leben in Verbindung stehen. Es ist z.B. abhängig vom Ar-
beitsmarkt, von Bildung, vom Konsum und auch von medizinischen Beratungs-
und Betreuungsangeboten. Selbst hergestellte Individuallagen stehen demnach immer in Verbindung mit "institutionenabhänge(n) Kontrollstruktur(en)", sie sind
immer auch "institutionelle Lagen" (Beck 1986:210).

> "Individualisierung wird zur *fortgeschrittensten* Form markt-, rechts-, bildungs- usw.
> -abhängiger Vergesellschaftung (Hervorhebung im Text)." (ebd.)

Die Institutionenabhängigkeit ist jedoch im Bewußtsein des Individuums nicht direkt gegenwärtig. Denn Individualisierung heißt im Rahmen von persönlichem
Wählen und Entscheiden auch Ich-Bezogenheit. Somit bekommen Ereignisse einen

individuellen Charakter, denn der/die einzelne macht sich selbst für alles verantwortlich. Im negativen Sinne gelten »Fehlschläge« als persönliches Versagen.

Bezogen auf die Inanspruchnahme pränataler Diagnostik bedeutet das, daß bevölkerungspolitische Maßnahmen des Staates nicht mehr offensichtlich sind. Sie wirken in den individuellen Lebensbereich hinein und erscheinen dort dem Individuum als »freie Wahl«. Die neuen Fortpflanzungstechnologien erwecken den Anschein, allein im Arzt/Ärztin-Patientinnen-Verhältnis ("scheinbare Selbststeuerung" (Schulz 1992:111)) zur Anwendung zu kommen. Doch bei genauerer Betrachtung entpuppt sich diese Konstellation als eine "Eugenik von unten" (Klees zit. nach Degener/Köbsell 1992:24).

> "Somit erweist sich die Gefahr der verschwörerischen Umsetzung der modernen humangenetischen Techniken in Gestalt staatlicher oder expertokratischer Menschenzuchtprogramme wahrscheinlich als die weniger ernste Bedrohung. Die größere Befürchtung hat dem Eintreten der Konstellation zu gelten, daß die gerade erreichte öffentliche Kontrolle der Forschung und ihrer praktischen Umsetzung wieder ihrer Wirkung beraubt wird, weil uns mit der Nachfrage nach den neuen Techniken die Fähigkeit zur Reflexion auf die Wertbezüge verlorengegangen ist, die es uns erlauben, der Realisierung der eugenischen Utopien durch unser eigenes Verhalten zu widerstehen." (Weingart zit. nach Degener/Köbsell 1992:25)

Es handelt sich also um die Inszenierung einer Eigenverantwortlichkeit, "die das Feindbild gegen Andersartigkeit (...) schürt" (Schulz 1992:118).

> "Die insbesondere in den letzten 30 Jahren von der Geburtsmedizin zum 'intrauterinen Raum' reduzierte Frau wird nun wieder als 'aufgeklärtes Individuum' in einen Entscheidungsprozeß miteinbezogen, den sie nicht gewollt, nicht bestimmt und nicht gefordert hat. Mit Ultraschall, biochemischen Tests und genetischen Untersuchungsverfahren sind Fakten und eine Realität geschaffen worden, die nicht von der Frau, sondern nur von den Anwendern (...) beurteilt werden kann. Auf dieser Grundlage kann es keine Entscheidung geben, sondern nur noch die Angleichung des eigenen Denkens an die medizinische Sichtweise." (Schulz zit. nach Degener/Köbsell 1992:53f.)

Frauen folgen den »medizinischen Gesetzen« und delegieren die Verantwortung über ihre Leibesfrucht an die "männerdominierte Gynäkologie" (Degener/Köbsell 1992:27)[56]. Eine Studie von 1984 brachte zum Vorschein, daß sich nur noch etwa 9% der Schwangeren ein kompetentes Umgehen mit ihrer Schwangerschaft zutrauen. (vgl. ebd.)

Je konsequenter eine schwangere Frau die ärztliche Versorgung während ihrer Schwangerschaft in Anspruch nimmt, desto wahrscheinlicher ist es, daß irgendeine

---

56 Hinter dem Kontakt zwischen einer Patientin und i.d.R. dem Vertreter der gynäkologischen Praxis verbirgt sich auch immer das "durch die intime Situation aufgeladene Geschlechterverhältnis" (Schindele 1993a:10).

Abweichung gefunden wird. Die normale Schwangerenvorsorge schreibt allein schon 190 Einzeluntersuchungen vor. (vgl. Schindele 1993:63) Da kann es ganz leicht zu Unstimmigkeiten bei Blutdruck, Gewicht, Entwicklung des »Fötus« (z.B. Größe des Kopfumfanges paßt nicht zum errechneten Geburtstermin) etc. kommen. (vgl. 8 zur Problematik der falsch-positiven bzw. falsch-negativen Befunde)

Humangenetische Beratung und pränatale Diagnostik haben die Selektion von Behinderten "individuell praktizierbar gemacht" (Schulz 1992:114). Gesellschaftliche Schuldzuweisungen und unbefriedigende Lebenskonzeptänderungen durch die Geburt eines behinderten Kindes kommen durchaus Sanktionen gleich. (Aufgrund des Mangels an entsprechenden Betreuungsinstitutionen droht z.B. die Gefahr des Arbeitsplatzverlustes, wodurch wiederum die ökonomische Unabhängigkeit gefährdet wird usw.)

Das insgesamt sichtbar gewordene »Kontrollnetz« verdeutlicht die Position einer Schwangeren im Fadenkreuz vielerlei Interessen. Doch sie als bloßes Opfer patriarchaler Intention zu sehen, würde einer Entmündigung von Frauen gleichkommen und die Vermeidung einer Auseinandersetzung mit den das Verhalten bestimmenden Wertvorstellungen von Frauen bedeuten.

Versprechungen der pränatalen Diagnostik korrespondieren durchaus mit den Wünschen von Frauen nach einem selbstbestimmten Leben. Es wird angestrebt, durch möglichst viel Kontrolle möglichst viele Entscheidungen treffen zu können, die möglichst viele »Risiken« ausschalten, die den Vorstellungen der eigenen Lebensführung zuwiderlaufen könnten.

Frauen werden weder zu Ärzten/Ärztinnen noch zu humangenetischen Beratungsstellen von irgend jemandem direkt geschickt. Die Motivation beruht eher auf indirekter Manipulation wie sie z.B. in der Regel Nummer 5 einer Vorsorgebroschüre zum Ausdruck kommt:

> "So früh wie möglich zur Schwangerschaftsvorsorge! Je früher Klarheit über eine Schwangerschaft besteht, desto eher kann mit einer wirkungsvollen Gesundheitsvorsorge für Mutter und Kind begonnen werden." (Vorsorge-Initiative 1992:8)[57]

---

57 Eines der vielen weiteren Beispiele dieser Art findet sich in der Septemberausgabe der Zeitschrift Eltern: "Zehn Fragen, die sich alle werdenden Mütter stellen. Was sie tun (oder lassen) müssen, um dem Kind nicht zu schaden. Hier die Antworten - vom Streß im Job bis zum Gläschen Alkohol" (Eltern 9/93:105ff.). Ferner erfährt eine Frau dort etwas darüber, "(was) ein Baby bei seiner Geburt (leistet)". Neben dem Photo eines Neugeborenen steht die Bemerkung: "Dem Baby ist anzusehen, daß es Stunden voller Streß und Arbeit hinter sich hat." (Eltern 9/93:138f.) Suggeriert dies nicht die Vorstellung, vielleicht einmal technisch dem Ungeborenen eine »streßfreie«, »arbeitsfreie« Geburt zu ermöglichen, ohne von einer lebendigen Frau geboren zu werden?!

Aufmerksam gemacht durch Medien, Freundinnen/Freunde, Bekannte etc. gehen die Frauen meist mit recht konkreten Vorstellungen in die ärztliche Praxis und/oder Beratungsstelle.

Frauen treten hier also in erster Linie als »Konsumentinnen« (der »Fötus« hat Warencharakter mit Umtauschrecht (vgl. Schulz 1992:122)) auf, die den Ausbau der pränatalen Diagnostik entscheidend voranbringen. (vgl. Arz de Falco 1991:77)

> "Die 'Ideale' von Gesundheit, Schönheit, Intelligenz und angemessenem Verhalten sind sicher weitgehend gesellschaftlich definiert. Aber sie brauchen uns nicht erst aufgezwungen zu werden. Wir haben sie verinnerlicht und reproduzieren sie als unsere eigenen Bedürfnisse. Wenn es daher Techniken gibt, diesen Idealen für sich und seine Kinder näher zu kommen, so werden wir uns ihrer auch bedienen *wollen*. Je unwahrscheinlicher es ist, daß Eugenik und Menschenzüchtung staatlich erzwungen werden, um so eher könnte 'Konsumentenwahl', die als Selbstbestimmung auftritt, das Mittel ihrer Durchsetzung werden (Hervorhebung im Text)." (Daele zit. nach Beck-Gernsheim 1991:67)

Die Gründe für die Inanspruchnahme pränataler Diagnostik sind nicht als »neutral« sondern als gesellschaftlich vorkonstruiert (vgl. Arz de Falco 1991:78ff.) anzusehen (vgl. Beck-Gernsheim 1991:31ff.) und verdeutlichen, daß Kinderkriegen für die Mutter mehr und mehr vom körperlichen zum sozialen Risiko geworden ist.

Ob und wie die pränatale Diagnostik genutzt wird, hängt zusammenfassend ab von:

- gesellschaftlichen Wertvorstellungen von »Gesundheit« ("Pflicht zur Gesundheit" (Schulz 1992:113)) und "verantworteter Elternschaft" (Beck-Gernsheim 1991:31) im Sinne des Schaffens "optimaler Startchancen fürs Kind" (Beck-Gernsheim 1991:59); es ist ein wachsender Druck zu verzeichnen, dem Anspruch eines »perfekten Kindes« gerecht zu werden; (vgl. Degener/Köbsell 1992:24ff.)

- veränderten Familienstrukturen (Kleinfamilie, sinkende Geburtenzahlen, steigende Erwerbstätigkeit von Frauen), deren Bedingungen die Akzeptanz von Behinderung mitbestimmen;

- den strukturellen Voraussetzungen zur Betreuung und Förderung von »gesunden« Kindern im allgemeinen und »behinderten« im besonderen;

- der Verbreitung wissenschaftlicher Erkenntnisse in den Medien und/oder Arzt-/Ärztinnenpraxen, die die Erwartungen schüren, für die »Gesundheit« eines Kindes garantieren zu können;

- der gesundheitspolitischen Diskussion, die die Kosten von »Krankheit« in den Vordergrund stellt und damit Prävention zu einem "legitimen gesellschaftspolitischen Ziel" (Beck-Gernsheim 1991:32) erklärt;

- den rechtlichen Voraussetzungen, wie z.B. dem legitimierten Schwangerschaftsabbruch bei »positiven Befunden« (= Feststellung einer Entwicklungsstörung des Ungeborenen) während der Schwangerschaftsvorsorge;

- der jeweiligen psychischen Struktur der Partnerschaft (falls gegeben), die die Einstellung zur und den Umgang mit Schwangerschaft beeinflußt.

Das im hiesigen Gesellschaftssystem stark an Mutterschaft geknüpfte weibliche Identitätskonzept mit den Inhalten der Sorge und Gewissenhaftigkeit im Umgang mit sowohl erwarteten als auch vorhandenen Kindern unterstützt die Bereitschaft, an der Schwangerschaftsvorsorge teilzunehmen.

Pränatale Diagnostik verspricht den Schwangeren die Möglichkeit, den Grad der »Gesundheit« des zukünftigen Kindes, inklusive seiner genetischen Ausstattung, überprüfen zu können. Die Alternative eines »Nicht-wissen-wollens« paßt nicht ins Schema einer aufgeklärten, informierten Gesellschaft und wird zur Verantwortungslosigkeit erklärt. Primärer Grund für die Inanspruchnahme pränataler Diagnostik ist wie bereits erwähnt vor allem die Angst der Frauen vor einem behinderten Kind und die damit verbundene Vorstellung eines komplizierten Lebens für sich selbst und das Kind.

Mit Behinderung wird meistens eine geistige assoziiert, allen voran die Trisomie 21. Es handelt sich um stereotype Vorstellungen von Behinderung, die gleichbedeutend mit Leid, Last, Siechtum und »lebensunwertem« Leben gedacht werden.

Im Umgang mit Behinderung geht es einmal mehr um die Verlagerung eines gesellschaftlichen Problems in den Privatbereich. Behinderung ist mit dem gesellschaftlichen Maßstab einer nach Leistung, Ästhetik, Individualität strebenden Dynamik nicht vereinbar.

Es wird Frauen heutzutage leicht gemacht, diagnostiziertes »behindertes« Leben nicht mehr zu wollen. Ein Beispiel hierfür ist die Chorionzottenbiopsie (vgl. 8.4), die ein so frühes Testergebnis ermöglicht, daß der »psychische Widerstand« gegen einen Schwangerschaftsabbruch noch relativ gering sein kann.

Gerade der institutionelle Ausbau der Schwangerschaftsüberwachung jeder einzelnen Frau betont die Tendenz einer Individualisierung des "gesellschaftlichen Phänomens Behinderung" (Schindele zit. nach Arz de Falco 1991:82). Das hat im übrigen auch Auswirkungen auf die staatliche Kostenübernahme. In den USA erhalten Menschen mit Trisomie 21 keine Sozialhilfe mehr. (vgl. Mascarin 1987:41) Immer geringere »Defekte« werden zur selbstverständlichen Ursache eines Schwangerschaftsabbruchs.[58] Z.B. wird dem Wunsch nach einer Abtreibung wegen einer Hasenscharte im allgemeinen stattgegeben. (vgl. Arz de Falco 1991:76)

Gewisse Ängste, Beunruhigungen während einer Schwangerschaft sind sicherlich normal und historisch belegt, deren Ursache kann aber auch im Sinne eines »geistigen Vertrautmachens« mit allen möglichen Formen des Lebens bewertet werden. (vgl. Degener/Köbsell 1992:33)

---

58 Umfragen haben ergeben, daß beispielsweise 18 % der befragten Schwangeren ein Kind mit "Hang zur Fettleibigkeit" (FR vom 10.09.1993) abtreiben lassen würden.

Pränatale Diagnostik baue Ängste ab, meinen die Befürworter/-innen dieser
Technologie. Hierzu der Ultraschallspezialist Hansmann:

> "Wir dürfen den Hintergrund nicht vergessen, daß jede Schwangere Angst hat. Jeder,
> der (!) selbst einmal schwanger war und ein Kind geboren hat, weiß, daß er selbst
> Angst gehabt hat (Hervorhebung im Text)." (Hansmann zit. nach ebd.)

Angst getarnt als »psychische Indikation« (vgl. 6.2) gewinnt zunehmend an Bedeutung. Immer mehr Frauen, "die informierten Laien" (Beller 1987:142), fordern ihr
Recht auf pränatale Diagnostik.

Je höher der Ausbildungsgrad der Frauen, desto größer ist das
»Risikobewußtsein« und damit die Akzeptanz der Pränataldiagnostik. Entsprechend
unterziehen sich Frauen in Städten dieser eher als auf dem Land.

> "'Gute' und 'schlechte' Gene gehören zum Allgemeinverständnis der Wirklichkeit
> ebenso wie der darin implizierte Glaube an die Reichweite und Aussagekraft von
> 'Biologie'." (Duden 1992:10)

Dem Argument des Angstabbaus durch Pränataldiagnostik halten Kritiker/-innen
entgegen, daß dies ein Trugschluß sei, da das technologische Geburtsmanagement
überhaupt erst Ängste erzeugt bzw. fördert. (vgl. Arz de Falco 1991:79) Studien
haben gezeigt, daß das durch die Pränataldiagnostik erzeugte Risikobewußtsein die
Wirkung einer »self-fulfilling-prophecy« beinhaltet, da Angst die Gefahr der
Schwangerschaftskomplikationen erhöht. (vgl. Degener/Köbsell 1992:30ff.)

> "Das Angebot bestimmter diagnostischer Tests schafft also eine Ereigniskette von
> Angst-Test-Angst, die dann die Grundlage für die Nachfrage nach immer neuen Tests
> bildet. (...) Angst erzeugt geradezu den Wunsch nach Kontrolle. Und hier bieten sich
> Humangenetik und pränatale Diagnostik als ideales 'Anti-Angst-Programm' an."
> (Degener/Köbsell 1992:31f.)

Es schließt sich demnach ein Teufelskreis: Frauen bekommen von Ärz-
ten/Ärztinnen, wobei deren rechtliche Absicherung eine Rolle spielt, gesagt, was
sie zu tun oder zu lassen haben. Die Gerichte wiederum handeln im Auftrag der
Frauen/Eltern "mißlungener Kinder" (Degener/Köbsell 1992:54). Demnach ist
niemand direkt »schuldig«, und der medizinisch-wissenschaftliche »Fortschritt« im
Bereich der Geburtshilfe und Fortpflanzungstechnologie bleibt gewährleistet. Pränatale Diagnostik lebt davon, "die Angst zu schüren (...) (anstatt) Behinderung tatsächlich verhindern zu können" (Schulz 1992:114).

Wie unverhältnismäßig das Vertrauen in die pränatale Diagnostik ist, wurde bereits angedeutet und wird im folgenden Teil der Arbeit weiter erhärtet. Eine
»Qualitätsgarantie«, die Frauen mit ihr verbinden, leistet sie nicht.

Die Propaganda der Pränataldiagnostik zieht Kreise. Inzwischen bestehen immer
mehr jüngere Frauen mit blindem Vertrauen auf ihr »Recht«, am pränatalen Vor-

sorgeprogramm teilnehmen zu dürfen. Sie haben gute Aussichten, daß ihrem
Wunsch Folge geleistet wird.

8 Zur Praxis der pränatalen Diagnostik
Methoden, Risiken und Bedenken

Im Zusammenhang mit Zeugung, Schwangerschaft und Geburt wird zunehmend in Kategorien von Plan- und Machbarkeit gedacht und gehandelt. Technologische Neuerungen auf dem Gebiet der Geburtshilfe und das fragmentarische Wissen um genetische Zusammenhänge haben diese Haltung vor allem in den letzten zwei Jahrzehnten begleitet und gefördert.

In kaum einem anderen Bereich hat sich die Technik so schnell ausgebreitet wie in der Schwangerenvorsorge. Die Bundesrepublik Deutschland ist auf diesem Gebiet, wie in der technisierten Medizin überhaupt, weltweit führend.

In der medizinischen Wissenschaft zählt die pränatale Diagnostik zu einer noch jungen Disziplin. Das zeigt sich auch an den relativ häufig auftretenden Komplikationen und Fehldiagnosen im Zuge der Anwendung der verschiedenen Untersuchungsmethoden.

Einführung der pränatalen Diagnostik in der BRD

Jahr	Anzahl untersuchter Fruchtwasser (FW)	Anzahl untersuchter Chorionzotten (CVS)
1970–73	171	
1974	295	
1977	2956	
1979	3424	
1982	15883	
1984	22506	
1985	26130	924
1986	31180	2092
1987	33535	3100
1989 (Schätzwerte)	50000	6000

(Aus: Schindele 1990:59)

Die medizinisch-wissenschaftliche Perspektive teilt, wie bereits erwähnt, eine Schwangerschaft in einerseits Frau und andererseits »Embryo« bzw. »Fötus« auf.

Betrachtet man/frau nun die Praxis pränataler Diagnostik, so wird eines besonders deutlich, nämlich, daß die Kontrolle der jeweiligen Leibesfrucht nur über und durch den Leib der schwangeren Frau möglich ist.

Scheint diese Feststellung auch »banal«, so spielt sie in dem Zusammenhang eine wesentliche Rolle, wie die »Grenze Frau« durch vorgeburtliche Untersuchungen durchbrochen wird. Dieser Durchbruch hinterläßt vielfach physische und psychische »Narben«, die von den Anwendern/Anwenderinnen pränataler Diagnostik jedoch in der Regel ignoriert werden.

Eine intrauterine Diagnose ermöglicht im allgemeinen keine Therapie. Wird eine vorgeburtliche Abweichung des »Fötus« festgestellt, so bedeutet diese Aufdeckung vorwiegend den Schwangerschaftsabbruch ("therapeutischer Abort" (vgl. Berg 1989:14)) "oder, wie neuerdings vom Bundesgerichtshof gefordert, den Fetocid" (Beller 1987:141;vgl. Fußnote 42).

> "Die medizinisch-therapeutischen Eingriffsmöglichkeiten in den Prozeß der Schwangerschaft sind gering, häufig wenig erfolgversprechend und auch zwiespältig[59]. In jedem Fall stehen sie in keinem Verhältnis zu dem breitgefächerten Risikokatalog und dem kostenintensiven und aufwendigen diagnostischen Instrumentarium, das in jeder Schwangerschaft zum Einsatz kommt." (Schindele 1990:39)

4.000 monogene Auffälligkeiten (d.h. die Erbkrankheit ist auf ein klar zu bestimmendes Gen zurückzuführen) sind nach dem derzeitigen Forschungsstand bekannt. Davon können 16 (0,4%) pränatal festgestellt werden. Diese monogenen Auffälligkeiten machen jedoch wiederum nur 1% aller genetischen Auffälligkeiten aus. Die meisten Erbkrankheiten werden von mehr als nur einem Gen bestimmt, wonach es in der Humangenetik eine große Grauzone von Krankheiten gibt, sogenannte »genetische Dispositionen« für z.B. Herzinfarkt und Diabetes. Auf der anderen Seite bedeutet nicht jede genetische Auffälligkeit gleichzeitig ein Erkranken. Die Prognose bedient sich statistischer Spekulationen. (vgl. Schulz 1992:121)

Der Anteil pränatal erkannter Abweichungen beträgt insgesamt etwa 2%-4%. Der weitaus größere Anteil an Fehlentwicklungen bzw. Behinderungen, 96%-98%, entsteht während bzw. nach der Geburt (z.B. durch Geburtsfehler, schädliche Umwelteinflüsse, Unfälle). Daneben gilt für jede Schwangerschaft, ob sie nun pränatal kontrolliert wird oder nicht, ein Basisrisiko von ca. 3% für genetisch und nicht genetisch bedingte Krankheiten oder Fehlbildungen des Neugeborenen. (vgl. Schroeder-Kurth 1988:34)

Nach Meinung der Biologin Christine von Weizsäcker fördert pränatale Diagnostik eine "stromlinienförmige" (Weizsäcker 1993:16) evolutionäre Entwicklung, die die Bedeutung genetischer Varianzen außer acht läßt.

> "Die Down-Syndrom-Kinder, die die dunkle Seite des evolutionären Vorteils der Gendifferenzierung durch Genverdopplung zu tragen haben, tragen mit ihrer Liebebedürftigkeit vielleicht mehr zum Überleben der Menschheit bei als normale, hochintelligente, körperlich tüchtige, psychisch stabile Bomberpiloten." (ebd.)

---

59 Zwiespältig z.B. in dem Sinne, daß es pränatal diagnostizierbare Erbkrankheiten gibt, die erst im späteren Leben ausbrechen: z.B. treten bei der Krankheit Chorea Huntington (»Veitstanz«) erst zwischen etwa dem 35. und 45. Lebensjahr Symptome auf. (vgl. Blatt 1991:231)

Bei der Gegenüberstellung der Vor- und Nachteile pränataler Diagnostik kommen Kritiker/-innen zu dem Schluß, von einem »Mythos der Vorsorge« zu sprechen, da das Instrumentarium vorgeburtlicher Untersuchungsmethoden vorgibt, Risiken auszuschließen aber gleichzeitig neue schafft. Heutzutage werden durchschnittlich bei 14 Untersuchungen je 8 bis 22 mehr oder weniger invasive Diagnoseverfahren angewandt. (vgl. Collatz 1993:37)

Der folgende Abschnitt gibt einen Überblick über die pränatalen Tests und die damit verbundenen Risiken und Bedenken.[60]

8.1 Alphafetoprotein-Test

Der Alphafetoprotein (AFP) - Test ist die am häufigsten durchgeführte vorgeburtliche Untersuchung.

Während einer Schwangerschaft produziert der »Fötus« eine natürliche Eiweißsubstanz (Alphafetoprotein), die im Blutserum der Frau nachgewiesen werden kann. Im Rahmen des AFP-Tests wird dieses Blutserum analysiert, und abweichende AFP-Werte werden mit dem Verdacht auf Fehlentwicklungen des »Fötus« in Zusammenhang gebracht.

Das Ergebnis, das nach etwa einer Woche vorliegt, ermöglicht oftmals keine endgültige Diagnose sondern entscheidet darüber, ob weitere pränatale Untersuchungsverfahren (Ultraschall, Fruchtwasseruntersuchung) in Anspruch genommen werden sollten.

Der günstigste Zeitpunkt für die Blutentnahme liegt zwischen der 15./16. bis 18. Schwangerschaftswoche (SSW). In der 16. bis 20. SSW ergeben sich sehr viel häufiger kritische AFP-Werte als zum Zeitpunkt der Geburt, da viele mißgebildete Leibesfrüchte auf »natürliche Weise« abgehen. (vgl. Blatt 1991:63)

Ca. 80-90% der »Föten« mit offenen Neuralrohr- (Medullarrohr)-Defekten, z.B. Spina bifida, Anenzephalie und schätzungsweise 20% der »Föten« mit Trisomie 21 sind, neben noch einigen anderen seltenen Krankheiten, mit dem AFP-Test feststellbar.

Umstrittene neuere Forschungen sehen einen Zusammenhang zwischen zu niedrigen AFP-Werten und dem Auftreten von Trisomie 21, weshalb einige Länder den AFP-Test als Standardsuchtest in die Schwangerenvorsorge aufgenommen haben. Hierin wird aus medizinischer Sicht der Bedarf gesehen, auch jüngeren Frauen, auf die eine Altersindikation nicht zutrifft, durch Einführung einer neuen Indikationsstellung den Zugang zur Pränataldiagnostik zu eröffnen.

---

60 Seit 1974 tragen die Krankenkassen die Kosten für den Einsatz dieser medizinischwissenschaftlichen Technik.

"In diesem Zusammenhang ist erwähnenswert, daß etwa drei Viertel der Kinder mit dieser genetischen Störung (Trisomie 21, d.Verf.) von Müttern unter 35 Jahren geboren werden[61] Daraus läßt sich ersehen, daß die Altersindikation zur pränatalen Diagnostik keinesfalls zu einer Verringerung der Zahl chromosomal auffälliger Kinder beiträgt." (Krone 1992:65)

Im Durchschnitt werden bei 50 von 1000 Frauen abweichende AFP-Werte festgestellt. Dennoch gebären 48 bis 49 dieser Frauen letztendlich ein gesundes Baby.

Der sich aus der AFP-Analyse ergebende Zahlenwert stellt den Risikofaktor für bestimmte Erkrankungen dar. Er wird mit anderen statistischen Werten verglichen. Im Mittelpunkt steht also eine Relationszahl, die nicht mit individuellen Faktoren der Schwangeren in Verbindung steht.

Risiken und Bedenken

Die Durchführung dieser pränatalen Untersuchungsmethode, d.h. die Blutentnahme bei der schwangeren Frau, gilt als ungefährlich. Kritisch anzumerken ist jedoch, daß dieser Test suggeriert, durch eine simple Blutentnahme Behinderungen ausschließen zu können.

Wie bereits angedeutet, ist eine garantierte Vorhersagbarkeit von Mißbildungen bei »Föten« durch pränatale Tests nicht gegeben, so auch nicht beim AFP-Test. Abweichende Ergebnisse können z.B. durch eine falsche Berechnung des Schwangerschaftsstadiums (bereits eine Differenz von einer Woche ist relevant) oder durch Vorliegen einer Mehrlings-Schwangerschaft zustandegekommen sein.

Daneben können auch Faktoren, die mit der Arbeitsweise des das Blutserum analysierenden Labors zusammenhängen zu fehlerhaften Untersuchungsergebnissen beitragen. (vgl. Blatt 1991:63ff.) Robin J.R. Blatt führt das Beispiel einer Frau an, die Blutproben an drei verschiedene Labors schickte und daraufhin drei unterschiedliche Ergebnisse erhielt. Zwei Labors hielten trotz differierender Zahlenwerte den Befund für »normal«, während das dritte Labor einen beunruhigend hohen abweichenden Wert ermittelte, weshalb es der Frau weitere Untersuchungen nahelegte. Ursache dieses Dilemmas war der unterschiedliche Umgang mit der Schwangerschaftsdauer. Während die zwei ersten Labors die Dauer von 16,7 SSW auf 17 aufrundeten, rundete das letzte Labor diese Zahl auf 16 ab. (vgl. Blatt 1991:64ff.)

Irrtümlicherweise diagnostizierte »positive Befunde«, d.h. für die schwangere Frau »schlechte Nachrichten«, ziehen neben der psychischen Belastung für die Betroffene zusätzliche technologische Überwachungen (z.B. Ultraschall) bzw. chirurgische Eingriffe (z.B. Fruchtwasseruntersuchung) nach sich, die wiederum ihre eigenen Risiken für die Frau mit ihrer Leibesfrucht mit sich bringen.

---

61 Bedingt durch die Tatsache, daß Frauen unter 35 Jahren zahlenmäßig mehr Kinder gebären.

Außerdem ist für viele Schwangere die Wartefrist auf das Testergebnis von ein paar Tagen bis Wochen von bedrückender Unsicherheit geprägt, was sich negativ auf die Schwangerschaft auswirken kann.

In Zusammenhang mit dem AFP-Test steht die noch recht neue sogenannte »Triple-Diagnostik«.

> "Um eine größere Sicherheit bei der Voraussage einer Trisomie zu erlangen, wurde inzwischen ein Kombinationstest aus mehreren verschiedenen Labortests vorgeschlagen, die sog. »Triple-Diagnostik«. Dabei werden neben dem AFP das Schwangerschaftshormon HCG und das unkonjugierte Östriol bestimmt. In die Risikoberechnung geht auch das mütterliche Alter ein. Auf diese Weise kann z.B. für eine 39jährige eine geringere Wahrscheinlichkeit, daß ihr Kind eine Trisomie 21 hat, resultieren als für eine 32jährige." (Krone 1992:66)

Bei dieser weiteren Variante pränataler Untersuchungsverfahren, die nach der Chromosomenabweichung Trisomie 21 sucht, wird per Computerprogramm die statistische Wahrscheinlichkeit für die Geburt eines Kindes mit dieser genetischen Abweichung ermittelt.

Führt das Ergebnis zu der Annahme einer Chromosomenabweichung, kann diese Aussage nur durch eine anschließende Fruchtwasseruntersuchung konkretisiert werden. Im allgemeinen wird diese ausschließlich Frauen mit »hohem Risiko« empfohlen, da sie in diesem Zusammenhang als riskant, aufwendig und teuer gilt. (vgl. 8.3 die medizinische Einschätzung der Risiken bei der isolierten Betrachtung der Fruchtwasseruntersuchung)

Der Triple-Test ist demnach keine Garantie für eine gesicherte Diagnose. Ein errechnetes »niedriges Risiko« bedeutet nicht, daß für das Ungeborene Trisomie 21 sicher ausgeschlossen werden kann bzw. ein errechnetes »hohes Risiko« bedeutet nicht automatisch die Geburt eines Kindes mit Trisomie 21. (vgl. Schulze 1993:30)

8.2 Ultraschall (Sonographie)

Das Ultraschall (US) - Verfahren wird seit etwa 20 Jahren in der Schwangerenvorsorge angewandt. Ursprünglich nur zur Überwachung besonders gefährdeter schwangerer Frauen gedacht, haben US-Untersuchungen inzwischen eine führende Rolle in der Schwangerenkontrolle eingenommen.

Die Formulierungen wie "Auf einem Bildschirm sehen auch Sie Ihr Baby live" (Humana 1993:16), "Fenster im Mutterleib" (Blatt 1991:69) und "Babyfernsehen" (Schindele 1990:43) drücken dieses Phänomen des technologischen Einblicks in den Mutterleib aus. Es wird damit geworben, "Erinnerungsfotos" (Humana 1993:16) mit nach Hause nehmen zu können, die häufig die erste Seite eines Photoalbums zieren. Auch gibt es stellenweise die Möglichkeit, Videofilme vom Ungeborenen zu Hause anzuschauen. (vgl. Feyerabend 1993:17)

Als erstes Land weltweit sieht die Bundesrepublik Deutschland seit 1979 bei jeder Schwangerschaft zwei obligatorische (inzwischen drei) US-Kontrollen vor, d.h. ohne separate Einwilligungserklärung der schwangeren Frau. Die erste US-Untersuchung sollte in etwa der 8.-12. SSW (Hauptziel: Feststellung des Lebens und Alters des »Embryos«), die zweite in der 18.-22. SSW (Hauptziel: Feststellung von Abweichungen, die ein Überleben nach der Geburt ausschließen) und die dritte etwa in der 30.-34. SSW (Hauptziel: Wachstumskontrolle) erfolgen. (vgl. Krone 1992:67ff.) Oftmals werden jedoch noch zusätzliche US-Untersuchungen durchgeführt, durchschnittlich ca. sechs. (vgl. Duden 1991a) Manchmal wird "einfach nur mal schnell geguckt, ob alles in Ordnung ist" (Schindele 1990:42).

Beim US handelt es sich um Schallwellen, die mit einer Geschwindigkeit von bis zu 12.000 Stundenkilometern etwa 20 cm tief in den Körper eindringen und in elektrische Energie umgewandelt auf einem Monitor ein Schwarzweißbild entstehen lassen. Knochen erscheinen weiß, anderes Gewebe schwarz. Die bildliche Darstellung wird aufgrund zweier physikalischer Auswirkungen auf das Gewebe möglich, nämlich Wärmeentwicklung und »Kavitation« (Hohlraumbildung in Flüssigkeiten), das bedeutet, daß aufgrund der Schallwellen Luftblasen entstehen.

Die einfachste US-Methode ist das »Impulsechoverfahren«. Ein solches US-Gerät erstellt ein- oder zweidimensionale Bilder. Somit können Alter, Größe, Gewicht, Geschlecht[62], Lage des »Fötus«, Vorhandensein größerer Körperteile und die Lage der Gebärmutter festgestellt werden. Diese Methode dient der Untersuchung an weichen Geweben und zur Darstellung des Blutflusses durch die Venen. Die Schallwellen müssen auf wassergefülltes oder festes Gewebe stoßen, um reflektiert zu werden, d.h. luftgefüllte Körperbereiche können nicht bildlich dargestellt werden.

Eine technologisch höher entwickelte US-Methode ist das sogenannten »Echtzeit-Verfahren«. Bewegungen des »Fötus« werden sichtbar gemacht, indem wie bei einem Film schnelle Bildfolgen aneinandergereiht werden. Herzschlag, Arm- und Beinbewegungen, Atmung, Schlucken etc. des »Fötus« werden so ersichtlich.

Daneben gibt es noch die »US-Doppler-Methode«. Dabei handelt es sich um ein Dauerschallverfahren, mit dem die Herzfrequenz des »Fötus« gemessen und sein Herzschlag hörbar gemacht werden kann. Von diesem Doppler gehen 2 Millionen Wellen pro Sekunde aus. Mit einem elektronischen Stethoskop, Doptone, das nach

---

62 In der Bundesrepublik Deutschland ist dieses grundsätzlich erst nach der 14. SSW nach der Empfängnis erlaubt, da dann die gesetzliche Frist für die Abtreibung nach sozialer Indikation verstrichen ist. Die Bedeutung der bereits pränatal mitgeteilten Information über das Geschlecht der Leibesfrucht für die geschlechtsspezifische Sozialisation veranschaulicht Katz Rothman sehr einsichtig. (vgl. Katz Rothman 1989:119ff.)

66

diesem Dopplerprinzip arbeitet, können Ärzte/Ärztinnen bereits ab der 6. SSW die Herztöne des »Embryos« feststellen.

Eine weitere sonographische Entwicklung ist die Vaginalsonde[63], die direkt in die Vagina eingeführt und nahe an die Gebärmutter bzw. Eileiter herangebracht wird.

Die moderne Sonographie umfaßt ferner "hochauflösende Geräte, Automatisierung, Computeranalyse und (...) Farbbildmonitore. Erweiterte Anwendungsbereiche wie Doppler-US-Aufnahmen von der Nabelschnurarterie werden anvisiert" (Blatt 1991:71).

Der Ultraschallspezialist am Bonner Universitätsklinikum, Manfred Hansmann, drückt seine Haltung gegenüber dieser technischen Entwicklung folgendermaßen aus:

> "Wir sind jetzt an dem Punkt, daß wir natürlich sagen müssen (...) eine Personifizierung hat stattgefunden. Dank der Entwicklung der Realtime-Verfahren (...) steht es praktisch jedem frei, mal eben einen Blick in den Uterus zu werfen. Dabei wird offenkundig, daß die Sache Fet, einem Küken vergleichbar, bereits phänotypisch wie im Verhalten dem Untersucher als Menschlein begegnet. Wer heute Geburtsmedizin betreibt, gehört zur ersten Generation, der es vergönnt ist, nahezu die gesamte Entwicklungszeit des Feten in utero life zu erleben. Inzwischen ist die B-Bild Auflösung (...) so gut geworden, daß wir eben dieses Menschlein im dunklen Raum transparent vor Augen liegen haben." (Hansmann zit. nach Feyerabend 1991:17)

Durch US können im Rahmen der Pränataldiagnostik folgende Veränderungen erkannt werden: Abweichungen an Kopf, Wirbelsäule, Gliedmaßen, Herz, Lunge, Nieren, Blase, Darm und Neuralrohr des »Fötus«. Ferner Trisomie 13 und Trisomie 21; letztere sei angeblich an der "typischen Halsfalte" (Blatt 1991:71) erkennbar.

Weitere Gründe für den Einsatz von US können sein: die Bestätigung einer Schwangerschaft; die Bestimmung des Schwangerschaftsstadiums; die Überprüfung des Wachstums des »Fötus«[64]; die Feststellung von Mehrlingsschwangerschaften; die Bestimmung der Fruchtwassermenge; die Überprüfung der Unterleibsorgane; die Kontrolle des Mutterkuchens (Plazenta); das Aufspüren von Blutungsursachen; chirurgische Eingriffe (Intrauterin-Chirurgie); die Wehenüberwachung bei der Geburt[65]; das Bestätigen des Todes des »Fötus«; der Abbau von Ängsten bei der

---

63 Auch »Vaginal-Scanner« genannt. Es handelt sich um eine stabförmige Ultraschallsonde, die in die Vagina eingeführt wird und Bilder vom Innenraum der weiblichen Sexualorgane auf einen Monitor überträgt.

64 Hierbei ist »normal« bzw. »abweichend« sehr relativ, da jede Leibesfrucht unterschiedlich schnell oder langsam wächst.

65 Eine Studie brachte zutage, daß "die elektronische Überwachung von kindlichen Herztönen und der mütterlichen Wehentätigkeit während der Geburt keinen größeren Schutz vor Sauerstoffmangelschäden bietet als das regelmäßge Abhören der Herztöne durch die Hebamme" (Degener/Köbsell 1992:27). Die NASA entwickelte in jüngster Zeit einen Sensor, mit dem die

Schwangeren bzw. den Eltern und der Aufbau einer Beziehung zwischen der Frau und dem »Fötus« (jedenfalls nach Meinung einiger Frauenärzte/-ärztinnen (vgl. Schindele 1990:42)).

Die US-Diagnostik dient oftmals als Entscheidungsgrundlage für die Anwendung weiterer pränataler Tests wie z.B. Chorionzottenbiopsie und/oder Fruchtwasseruntersuchung (vgl. 8.3 und 8.4), die ebenfalls unter US-Kontrolle durchgeführt werden.

Für eine US-Untersuchung muß die Betreffende vorher bis zu 2 Liter Flüssigkeit zu sich nehmen, damit die Blase gefüllt ist, die als Bezugspunkt zum Erkennen der anderen Organe dient, wodurch die Schallwellen besser reflektiert werden. Der Bauch der Frau wird mit einem Gel bestrichen und danach die schallaussendende Sonde über ihn geführt.

Risiken und Bedenken

Der US wird von den meisten Mediziner/-innen als unbedenkliches Verfahren bezeichnet. (vgl. Krone 1992:67)

> "Die Ultraschallwellen schaden Ihnen und Ihrem Baby nicht. Sie sind nicht vergleichbar mit Röntgenstrahlen. Die Untersuchungen tun auch nicht weh. Sie können sich also entspannen und in Ruhe miterleben, was für ein aktiver kleiner Mensch Ihr Kind schon ist." (Humana 1993:17)

Entscheidend für eine »zuverlässige« US-Diagnostik ist die technische Qualität der US-Geräte und die sich daraus ergebende Schärfe der Bilder. Außerdem sind Ausbildung und Erfahrung des/der jeweiligen Arztes/Ärztin bei der Interpretation der Aufnahmen von großer Bedeutung.

Genauigkeit und Gefahren der US-Technologie sind bisher nicht ausreichend erforscht. Weltweit bestätigen Experten, daß es nicht möglich ist, US als »sicher« zu bezeichnen, da noch zu wenig über eventuelle Langzeitwirkungen bekannt ist.[66]

Das US-amerikanische »National Institute of Health« (NIH) sieht den Nutzen von US als nicht bewiesen an und lehnt deshalb den Einsatz dieser Methode zur Reihenuntersuchung ab. (vgl. Groth 1986:19)

Eine Konferenz in den USA zum Thema US in der Schwangerschaft gab folgende Empfehlung:

Herztöne des Ungeborenen zu Hause gemessen werden können. Mittels eines Kunststoffilms werden kleinste Druckänderungen in elektrische Signale umgewandelt, die von einem Computer ausgewertet werden. (vgl. Ärzte-Zeitung vom 04.06.1992)

66 Die Gesundheitsgefährdung durch Röntgenstrahlung wurde erst nach 50 Jahren absehbar. (vgl. Schindele 1990:40)

In Tierversuchen mit US kamen bei hohen Strahlungsdosen Wachstumsveränderungen, niedriges Geburtsgewicht, verminderte Immunabwehr, Veränderungen im genetischen Material, Zelltod, teratogene Auswirkungen und eine verminderte Fortpflanzungsfähigkeit vor. (vgl. Blatt 1991:83) Verschiedentlich wurde von einigen Medizinern/Medizinerinnen ein möglicher Zusammenhang zwischen US und niedrigem Geburtsgewicht hergestellt. Eine systematische Überprüfung dieser Medizintechnik wäre hier sicherlich angebracht. Schwangere haben im allgemeinen keinerlei Kenntnis von möglichen Risiken durch US.

Beim US handelt es sich um eine Art von Strahlung. Durch extreme Energiezufuhr kann sich das Gewebe des »Fötus« erhitzen, wodurch im Fruchtwasser aufsteigende Blasen entstehen können. Die Anwendung des Dauerschallverfahrens bedeutet Dauerstrahlung anstelle einzelner Impulse, was für den »Fötus« und die Frau bedeutet, daß sie mehr Schallwellen ausgesetzt sind.

Die US-Bilder haben keine hundertprozentige Aussagekraft, und es kommt oftmals zu Fehlinterpretationen. Auch bei der US-Diagnostik können falsch-positive und falsch-negative Befunde vorkommen. In 40% der aufgrund einer mittels US gemutmaßten Abweichung durchgeführten Fruchtwasseruntersuchung bestätigte sich der Verdacht einer Fehlentwicklung des »Fötus« nicht. (vgl. Schindele 1990:41)

Inzwischen stehen in den meisten Kliniken und Praxen US-Geräte. Sie liegen i.d.R. im Bereich der finanziellen Möglichkeiten der Ärzte/Ärztinnen. Die in Aussicht gestellte Rentabilität bedarf eines häufigen Einsatzes der Geräte.

Für die Bundesrepublik Deutschland gilt, daß ein/eine Arzt/Ärztin US-Untersuchungen mit den gesetzlichen Krankenkassen abrechnen darf, wenn er/sie unter Aufsicht mindestens 50 US-Diagnosen gestellt hat.

US-Geräte werden von Ärzten/Ärztinnen im allgemeinen gerne eingesetzt, da durch diese Methode die Frau als Mittlerin zwischen Arzt/Ärztin und »Fötus« ausgeschaltet werden kann. Gleichzeitig hat ein technologisches Verfahren im allgemeinen das Image, wissenschaftlich und dadurch zuverlässig zu sein. Das US-Verfahren ist ein zeitgemäßes Instrument, das zu belegen scheint, daß Sichtbares mehr als Spürbares zählt.[67]

Diese Technik ist somit ein Ausdruck der gedachten Trennung von Frau und Leibesfrucht. Damit trägt US dazu bei, die "Frau von ihrem Körper und ihrer Leibesfrucht (zu) entfremden" (Schindele 1990:44).

US dient der Begutachtung des »Embryos«/»Fötus« im Mutterleib, wodurch er "auf direkte Weise für die MedizinerInnen handhabbar" (Schindele 1990:42) wird.

> "Der Ultraschall ist eine Zwangsjacke für den Arzt. Es gibt so viele Variationen zum Normwert, und jede kleinste Abweichung kann zur Beängstigung der Schwangeren führen." (Hegenscheid zit. nach ebd.)

Die Meinung zum US-Verfahren auf seiten der Frauen sind geteilt. Einige empfinden eine stärkere Bindung an ihr Baby, wenn sie es auf dem US-Bild gesehen haben. Manche fühlen sich ab diesem Zeitpunkt überhaupt erst »richtig« schwanger.

> "Am liebsten hätte ich ein Gerät zu Hause, damit ich es jeden Tag sehen kann." (Stauber zit. nach Schindele 1990:43)

Außerdem haben Väter mittels US die Möglichkeit, ihr Baby einmal zu »erleben«. Ein Vater hierzu:

> "Die Ultraschall-Technologie ist, da bin ich sicher, besonders von Männern begrüßt worden. Wir können nie fühlen, wie das Kind in uns wächst, aber nun haben wir zumindest die Möglichkeit, etwas von dem Mysterium mit eigenen Augen zu sehen." (Humm zit. nach Schindele 1990: 43f.)

Andere Frauen wiederum werden durch das Bild ihres Babys auf dem US-Gerät nervös. Einigen Frauen, deren Schwangerschaft aufgrund einer eugenischen Indikation mit einer Abtreibung endete, machte die Erinnerung an das US-Bild ihres Ungeborenen mehr oder weniger schwer zu schaffen.

Als weiterer negativer Aspekt des US-Verfahrens kann die Zerstörung der Phantasievorstellungen der Frau bzw. Eltern von ihrem Baby gewertet werden. Hierzu meint ein Vater:

> "Was ich auf dem Monitor sah, den durchdrungenen Körper, das Skelett des Ungeborenen, war eine Reduktion auf etwas Totes. Ich empfand es als voyeuristische Gewalt gegenüber dem kleinen Leib im großen Leib, der für mich als Mann ja so ver-

---

67 Viele Geburtshelfer/-innen sehen in der traditionellen Schwangerenvorsorge, wie z.B. Abtasten des Bauches, Abhören der Herztöne mit einem Hörrohr, eine Alternative, die ebenso diagnosefähig aber weitaus unbedenklicher als das US-Verfahren ist.

mittelt, erst als Beziehung im Zeichen der Erwartung existent war." (Heider zit. nach Schindele 1990:44)

8.3 Fruchtwasseruntersuchung (Amniocentese)

Auch die Fruchtwasseruntersuchung (FU) ist inzwischen ein fester Bestandteil der Schwangerenvorsorge. 1959 wurden erstmals Amniocentesen durchgeführt. (vgl. Zöller 1986:28)

Von den meisten Ärzten/Ärztinnen und schwangeren Frauen wird die FU als unbedenklich eingestuft.

Der Eingriff erfolgt vor allem in Kliniken aber auch zunehmend in Privatpraxen. Bei einer FU wird nach örtlicher Betäubung eine ca. 9 cm lange Hohlnadel durch den Bauch, Gebärmuttermuskel und die Fruchtblase der schwangeren Frau eingeführt. Daran wird eine Spritze befestigt, mit der 20 bis 25ml amniotische Flüssigkeit abgesaugt werden, in der Zellen und chemische Stoffe des »Fötus« enthalten sind. Wenn beim ersten Einstechen nicht ausreichend amniotische Flüssigkeit entnommen wurde, wird die Nadel mehrmals eingeführt.

Zur Analyse der Flüssigkeit ist es erforderlich, Zellkulturen anzulegen, was ca. drei bis vier Wochen dauert. (Seit 1966 gelingt das Züchten von Amnionzellen. (vgl. ebd.))

Die Chromosomen, die die genetischen Informationen enthalten, werden auf ihre Anzahl und Struktur hin untersucht (= Chromosomenanalyse)[68]. Diagnostizierte Abweichungen lassen auf mögliche Fehlentwicklungen schließen. Die am häufigsten entdeckte Chromosomenvariation ist Trisomie 21. Festzustellende Chromosomenanomalien sind ferner weitere Trisomien, geschlechtsgebundene Erbkrankheiten (z.B. Bluterkrankheit) sowie ca. 60 bis 80 seltene Erbkrankheiten[69].

Ermittelte Abweichungen ziehen weitere biochemische Analysen nach sich. Diese biochemischen Tests oder Tests zur Überprüfung des Stoffwechsels können mit der restlichen Flüssigkeit durchgeführt werden. Ca. 70 verschiedene Stoffwechselstörungen können durch eine Amniocentese pränatal festgestellt werden. (vgl. Blatt 1991:89) Anhand des Fruchtwassers wird auch die Konzentration des Alphafetoproteins (s.o.) getestet. Meist wird die Flüssigkeit aber nur auf in der Familienanamnese vorgekommene Erbkrankheiten untersucht.

Die FU wird schwangeren Frauen immer dann empfohlen, wenn die (statistische) Wahrscheinlichkeit, ein behindertes Kind zu gebären, höher ist als das Risiko einer Fehlgeburt durch den Eingriff.

---

68 Jeder Mensch hat i.d.R. 22 Chromosomenpaare und ein Geschlechtschromosomenpaar XX (weiblich) oder XY (männlich).

69 Der Anteil nachweisbarer Erbkrankheiten mittels einer FU gilt als noch relativ gering, da in diesem Entwicklungsstadium nicht alle Gene des Menschen aktiv sind. (vgl. Zöller 1986:28)

Fruchtwasseruntersuchungen werden hauptsächlich aufgrund der Altersindikation (vgl. 6.2) durchgeführt. Die Tendenz geht allerdings dahin, allmählich allen schwangeren Frauen die FU anzuraten, um »ganz sicher zu gehen«.

Viele Ärzte/Ärztinnen sehen den Hauptgrund für eine FU darin, eine »normale Schwangerschaft« bestätigen und die schwangere Frau »beruhigen« zu können (»psychische Indikation« (vgl. 6.2)). Weitere Gründe für eine FU können sein:

- die Klärung abweichender AFP-Werte;
- die Schwangere hatte bereits früher ein Kind mit einer Fehlentwicklung, die durch eine FU festgestellt werden kann;
- die Schwangere hatte bereits mehrere Fehlgeburten[70];
- die schwangere Frau war schädlichen Umwelteinflüssen ausgesetzt. (In diesem Zusammenhang gibt es allerdings bisher nur eine sehr begrenzte Diagnosemöglichkeit.)

Die FU wird meistens zwischen der 14.-17./18. SSW vorgenommen, da dann genügend Fruchtwasser zum Anlegen einer Zellkultur vorhanden ist. Es wird damit experimentiert, die FU bereits im ersten Schwangerschaftsdrittel durchzuführen, um eine schnellere Analyse und Entscheidungsfindung zu ermöglichen.

Die überwiegende Anzahl von Fruchtwasseranalysen führt zu einem »normalen« Ergebnis, d.h. es liegen weder eine Chromosomenaberration noch ein Neuralrohrdefekt vor. Auch wenn eine Chromosomenabweichung festgestellt wurde, so gibt es chromosomale Auffälligkeiten, wie z.B. Drehungen eines Chromosomenstückes, die keinerlei gesundheitliche Auswirkungen haben bzw. zu haben scheinen.

Risiken und Bedenken

Die FU ist auf seiten der schwangeren Frau mit dem Etikett einer Garantieuntersuchung für die Geburt eines »gesunden« Kindes behaftet. Dabei bedeutet eine FU einen chirurgischen, invasiven Eingriff. Außerdem ist auch dieser pränatale Test lediglich ein Suchtest, der nach ganz bestimmten Befunden fahnden kann.

Die Zuverlässigkeit der Untersuchungsergebnisse hängt wiederum in erster Linie von der Erfahrung und dem Können des/der Untersuchenden ab. Auch dieser pränatale Test kann zu falsch-positiven[71] und falsch-negativen Befunden führen. Die FU wird von medizinischer Seite als »sicher« beurteilt. In den meisten Fällen kommt es zu keinerlei Komplikationen.

Da sich die Schwangerschaft zum Zeitpunkt des Ergebnisbefundes schon in einem fortgeschrittenen Stadium befindet (19.-21. SSW), können sich daraus erhebli-

---

70 Einige Studien stellen einen Zusammenhang zwischen spontanen Fehlgeburten und Chromosomenabweichungen her, die im Erbgut der Eltern begründet sein könnten.

71 Erhöhte Werte, d.h. Verdacht auf Abweichung, treten auch dann auf, wenn z.B. die eingeführte Nadel die Plazenta oder den »Fötus« verletzte, so daß die Flüssigkeit verunreinigt wurde.

che psychische Belastungen für die Schwangere ergeben. Zu diesem Zeitpunkt hat sie i.d.R. bereits Kindsbewegungen verspürt.[72] Die Frau wartet fast die Hälfte ihrer Schwangerschaft ab, bis sie sich je nach Untersuchungsergebnis endgültig auf ihre Schwangerschaft einläßt, sie »guten Gewissens« wahrnehmen kann. Barbara Katz Rothman spricht im Zusammenhang mit dieser Situation von einer "Schwangerschaft auf Abruf" (Katz Rothman 1989).

Eine US-amerikanische Studie ging den Auswirkungen von FUen während der Schwangerschaft nach und untersuchte das Verhältnis von Müttern und ihren Kindern nach der Geburt. Bei Müttern, die während ihrer Schwangerschaft eine FU haben durchführen lassen, stellten sich mehr Probleme mit ihren Kindern ein, als bei Müttern der Vergleichsgruppe ohne FU. (vgl. Degener/Köbsell 1992:37)

In den allermeisten Fällen entscheiden sich Frauen/Eltern bei der Feststellung einer Fehlentwicklung des »Fötus« für eine Abtreibung. Ein Schwangerschaftsabbruch, der in diesem Schwangerschaftsstadium bedeutet, ein abgetötetes Ungeborenes, das meist geplant und gewollt war, zu gebären (der »Fötus« wird getötet und die Wehen werden eingeleitet), ist oftmals mit Komplikationen und starken psychischen Belastungen verbunden.[73]

Eine englische Studie untersuchte die Reaktionen von Frauen, bei denen nach »positivem Befund« die Schwangerschaft abgebrochen wurde[74]:

---

72 Die Technisierung der Schwangerschaft hat bereits den ehemals kulturell bedeutsamen Zeitpunkt des Verspürens der ersten Kindsbewegungen (ca. 18. SSW) verdrängt. Kindsbewegungen werden nicht mehr bzw. verzögert wahrgenommen. Erst das ärztliche »Okay«, das als Startsignal für das Einlassen auf die Schwangerschaft wahrgenommen wird, gibt dem Spüren wieder »grünes Licht«. (vgl. Katz Rothman 1989:101) "Das heißt: das Testergebnis ersetzt die Bedeutung von Kindsbewegungen, und das Wahrnehmen eines zweiten Wesens in sich wird von Laborbefunden abhängig gemacht." (Schindele zit. nach Degener/Köbsell 1992:35)

73 Auch in diesen Momenten stellen sich Frauen vielfach in den Dienst der medizinischen Wissenschaft. Ärzte/Ärztinnen entnehmen ihnen bzw. ihrer toten Leibesfrucht Proben zu "Trainings- und Kontrollzwecken" (Rauskolb zit. nach Degener/Köbsell 1992:70). Das wissenschaftliche Spezialistentum profitiert von der Technik, während Frauen mit den Risiken und Belastungen leben müssen. (vgl. Schulz 1992:125)

74 Retrospektive Befragung (strukturiertes Interview) von 48 Frauen, die ihre Schwangerschaft zwischen 1977 und 1981 aufgrund eines positiven Befundes nach einem Alphafetoprotein-Test (vgl. 8.1) abbrechen ließen. Der Befund war jeweils im 2. Schwangerschaftsdrittel gestellt worden. (Auch wenn der pränatale Test ein anderer war als der gerade besprochene, mindert das nicht die Aussagekraft der Schlußfolgerungen, da es sich beide Male um Abtreibungen nach eugenischer Indikation handelt.)

	Schwanger-schaftsabbruch wegen kindlicher Mißbildungen	Totgeburt oder Tod in der Neu-geborenenzeit	Spontan-abort	Schwanger-schaftsabbruch aus medizinisch-sozialer Indikation
Gesamt-zahl	48	6	12	4
Akute Trauer	37	5	1	0
Symptome nach 6 Monaten	22	0	0	0
Behandlung erforderlich	10	0	0	0

Mütterliche Reaktion nach der Beendigung der Schwangerschaft

(Aus: Laurence 1989:100)

Das Ergebnis dieser Untersuchung macht deutlich, daß Schwangerschaftsabbrüche nach eugenischer Indikation besondere Probleme aufwerfen. Über 3/4 der Frauen durchlebten eine akute Trauerreaktion, sowohl nach einem Abbruch wegen fetaler Mißbildung als auch einer Totgeburt und nach dem Tod eines Neugeborenen (77% und 84% (Laurence 1989:100)). "Das Ausmaß der Reaktion reichte von Weinerlichkeit und Niedergeschlagenheit bis hin zu Teilnahmslosigkeit und Schlaflosigkeit, lähmender Trauer mit körperlichen Symptomen und schließlich bis zu völliger Apathie." (ebd.)

Im Gegensatz dazu steht die geringe Häufigkeit der eingetretenen Reaktionen nach einem Spontanabort oder einem Abbruch aus medizinischer oder sozialer Indikation (in der Regel ungeplante und ungewollte Schwangerschaften).

46% der Frauen mit einem genetischen Abort trauerten noch nach einem halben Jahr und 21% von ihnen benötigten medizinische bzw. psychiatrische Behandlung. Dagegen hatten 5 von 6 Frauen, die eine Totgeburt oder ein Neugeborenes verloren hatten, nach einem halben Jahr den Verlust überwunden. (Die eine Frau benötigte keine ärztliche Hilfe.)

Auf der Basis nationaler und internationaler Studien aus den 70er (!) Jahren, sprechen Ärzte/Ärztinnen in der Bundesrepublik Deutschland von einer Fehlgeburtenrate nach einer FU von 0,1 bis 1%. In einer Studie der Deutschen Forschungsgesellschaft werden Zahlen von 0,3 bis 2,4% bis zur 28. SSW genannt. Manfred Hansmann, Bonner Ultraschallspezialist, gibt eine Fehlgeburtenrate von 0,5 bis 5% nach einer FU an. (vgl. Schindele 1990:79) Eine dänische Studie kam zu dem Ergebnis, daß Frauen zwischen 25 und 34 Jahren nach einer FU 2,3 mal häufiger eine spontane Fehlgeburt hatten als Frauen ohne FU. Außerdem kam es häufiger zu Lungenproblemen beim »Fötus«. (vgl. Blatt 1991:102)

Auch die Ergebnisse einer US-amerikanischen Studie von 1989 geben Anlaß zu der Vermutung, daß die Komplikationsrate im Zusammenhang mit FUen höher als angenommen zu sein scheint. (vgl. Schindele 1990:78) Demnach klagten 11,5% der betroffenen Frauen noch 2 bis 3 Wochen nach der FU über wehenartige Schmerzen.[75] Generell bleibt es jedoch schwierig, genaue Ursachen für Fehlgeburten herauszufinden.

Barbara Katz Rothman weist auf den Aspekt hin, daß zukünftig eigentliche Fehlgeburten als Frühgeburten bezeichnet werden, da der Zeitpunkt der Lebensfähigkeit bzw Lebenserhaltung durch intensivmedizinische Maßnahmen bei Frühgeburten weiterhin sinkt. Aber vor allem bei zu früh geborenen Kindern treten häufig geistige und/oder körperliche Behinderungen auf. Und genau dieses wolle(n) die Frau bzw. Eltern ja gerade durch vorgeburtliche Diagnostik verhindern. (vgl. Katz Rothman 1989:99)

Zur Verringerung der Verletzungsgefahr wird die FU im allgemeinen nur unter US-Kontrolle durchgeführt. Langfristige Auswirkungen der FU sind genauso wie beim US noch nicht ausreichend erforscht.

Weitere Risiken, die durch eine FU entstehen können, sind:

- Infektion der Fruchtblase;
- Verletzung der Fruchtblase;
- Blutungen;
- Isoimmunisierung (Alloimmunisierung);
- Verletzungen am »Fötus« oder am Mutterkuchen (vernarbtes Gewebe im Uterus schränkt die Wachstumsmöglichkeiten des »Fötus« ein).

Frauen erleben den Eingriff sehr unterschiedlich. Die Empfindungen schwanken zwischen harmlos und sehr unangenehm. Es ist sicherlich relevant, daß der Eingriff an einem Bereich des Körpers der schwangeren Frau stattfindet, den sie vermutlich intuitiv schützen will.

8.4 Chorionzottenbiopsie (CVS)

Die Chorionzottenbiopsie (CVS für "Chorionic Villus Sampling") gilt seit den 80er Jahren als Alternative zur Fruchtwasseruntersuchung und wird von vielen Gynäkologen/Gynäkologinnen und Humangenetikern/Humangenetikerinnen als "die Methode der Zukunft" (Schindele 1990:80) gesehen. In den USA wird sie von medizinischer Seite auch als "Pränataldiagnostik der Karrierefrau" (Blatt 1991:108) be-

---

75 Als Ursache dafür kann allerdings auch die psychische Anspannung durch das Abwarten auf das Testergebnis angenommen werden.

zeichnet, da bei der CVS schon in einem früheren Schwangerschaftsstadium als bei der Fruchtwasseruntersuchung ein Untersuchungsergebnis vorliegt.

Diese Untersuchungsmethode stammt ursprünglich aus China und wurde dort in einem bevölkerungspolitischen Sinne eingesetzt, der die Abtreibung weiblicher »Föten« (Femicid) vorsah.

Wie die anderen Tests, kann auch dieser Test nur nach ganz bestimmten Befunden suchen, für die es im allgemeinen keine Therapiemöglichkeiten gibt.

Die CVS wird zwischen der 7. bis 11. SSW, meistens in der 10. SSW durchgeführt. Da die entnommenen Zellen in diesem Stadium sehr teilungsaktiv sind, liegt das Ergebnis einer Chromosomenanalyse bereits nach ca. 24 Stunden vor. Die Ergebnisse werden der Schwangeren i.d.R. nach einer Woche mitgeteilt.[76] Bei den meisten Frauen führt die CVS zu einem negativen Befund, d.h. zu »guten Nachrichten«.

Wie bei der Fruchtwasseruntersuchung handelt es sich auch bei der CVS um einen chirurgischen Eingriff. Er erfolgt zum äußerst empfindlichen Zeitpunkt der embryonalen Organentwicklung und wird i.d.R. im Krankenhaus unter Ultraschallüberwachung und Vollnarkose durchgeführt.

Ziel einer CVS ist es, ein Stück Gewebe des Chorions (= Eihaut, äußeres Gewebe der Embryonalhülle, die den »Embryo« in den ersten zwei Monaten der Schwangerschaft umgibt) zu entnehmen. Das Chorion ist mit Zotten (= Villi, Sg.: Villus) bedeckt, aus denen sich später der Mutterkuchen entwickelt. Einige dieser Zotten werden bei der CVS entfernt.

Hierfür gibt es zwei Möglichkeiten, nämlich die transzervikale (vaginale) und die transabdominale (durch die Bauchdecke) Entnahme. Der Eingriff läuft folgendermaßen ab: Ein Endoskop wird entweder transzervikal oder transabdominal eingeführt. Nach dessen Plazierung wird ein Schlauch durch den Bauch oder Muttermund geschoben, wodurch entweder Zotten abgesaugt oder mit einer feinen Zange abgeschnitten werden. Das Absaugverfahren ist in Europa und den USA die häufigste Entnahmemethode.

Die Entnahme des Zellgewebes gibt Aufschluß über das Geschlecht, bestimmte Chromosomenanomalien (einige davon führen ihrer Natur nach zu einer Fehlgeburt), geschlechtsgebundene Erbkrankheiten (z.B. Hämophilie) und einzelne Gendefekte mittels DNS-Untersuchung. Daneben können angeborene Stoffwechselkrankheiten erkannt werden. Bei diesem Verfahren kann nicht nach Neuralrohrdefekten, wie z.B. Spina bifida gesucht werden, da keine Fruchtwassersubstanzen getestet werden.

---

76 Das Ergebnis steht also vor der 12. SSW fest, d.h. die soziale Indikation wäre bis dahin noch legitimiert. Der "nur graduelle Unterschied der »genetischen Indikation« zur sogenannten »sozialen Indikation«" (Wolff 1989:186) wird, wie auch in der humangenetischen Beratung, deutlich, denn »genetische Bedenken« werden zu psychosozialen Argumenten.

Bei einer CVS werden deutlich mehr Chromosomenanomalien festgestellt als bei der Fruchtwasseruntersuchung. Dafür ist das frühe Schwangerschaftsstadium verantwortlich. Zu diesem Zeitpunkt werden »Embryonen« mit erfaßt, die aufgrund schwerer Anomalien normalerweise spontan abgehen.

Die Indikationsstellung für eine CVS beruht auf ganz unterschiedlichen Anlässen und liegt im jeweiligen Ermessen des/der Arztes/Ärztin. In den USA verlangen inzwischen einige Untersuchungszentren vorab eine Verpflichtungserklärung der Frau, daß sie im Falle eines positiven Befundes nach einer CVS eine Abtreibung vornehmen läßt. (vgl. Blatt 1991:111) Im Gegensatz zur Bundesrepublik Deutschland ist die CVS in den USA noch in der Untersuchungsphase.[77]

Risiken und Bedenken

Viele Mediziner/-innen empfehlen die CVS als einfache und sichere Methode. Dabei begleiten Ungewissheit über Sicherheitsgrad und Genauigkeit des Verfahrens sowie dessen langfristige Auswirkungen den Einsatz dieses pränatalen Tests.

In einem Merkblatt des Berliner Klinikums Steglitz (Stand 1988) ist zu lesen: "Die neue Methode der Zottengewinnung ist weltweit an bisher 40.000 Frauen durchgeführt worden" (zit. nach Murphy 1989:20).

Der Test birgt erhebliche Risiken in sich, weshalb es angebracht erscheint, die Aussage der Ärzte/Ärztinnen, die CVS sei »sicher« und »einfach«, in Zweifel zu ziehen und andere Beweggründe hinter diesen Behauptungen zu vermuten, die in Richtung medizinisch-wissenschaftliche Manipulation und Kontrolle von Schwangeren und Ungeborenen gehen.

Die CVS gilt als weitaus riskanter als die Fruchtwasseruntersuchung. Sie setzt besonders viel Erfahrung und Geschicklichkeit des/der Arztes/Ärztin voraus. Es besteht eine erhöhte Gefahr, beim Eingriff den »Fötus« oder den Uterus zu verletzen, wodurch die Wachstumsmöglichkeiten des »Fötus« eingeschränkt werden können. Relativ häufig kommt es bei der CVS zu Infektionen, die die Gesundheit der Frau in starkem Maße beeinträchtigen und bis zur Fehlgeburt führen können. Ferner kann es nach einem solchen Eingriff zu Blutungen kommen, die mit einer Fehlgeburt enden können.[78] Außerdem besteht bei der Handhabung des Katheters die Gefahr der Verletzung des Gebärmutterhalses. Einige Wissenschaftler/-innen geben zu Bedenken, daß die Stelle, an der die Entnahme erfolgt, die später zum Mutterkuchen, d.h. zur »Lebensader« der Leibesfrucht wird, durch den Eingriff beeinträchtigt werden kann.

---

77 Der bei diesem Eingriff verwendete Katheter wurde nur bedingt von der amerikanischen Gesundheitsbehörde freigegeben.

78 In den USA gab es bereits einen Fall, bei dem einer Frau aufgrund von Komplikationen nach einer CVS der gesamte Uterus entfernt wurde.

Die Fehlgeburtenrate wird, wie auch bei den anderen Tests, je nach Studie unterschiedlich hoch oder niedrig angegeben. Die Prozentzahlen reichen von 0-4% bis 6-8%. Die schwankenden Statistiken spiegeln die derzeitige Phase eines Experimentierstadiums wider. Übereinstimmend wird festgestellt, daß die Fehlgeburtenrate bei dieser Methode um ein Vielfaches höher als bei einer Amniocentese ist. Insgesamt wird davon ausgegangen, daß sich die Fehlgeburtenrate nach einer CVS verdoppelt. (vgl. Blatt 1991:121ff.;Schindele 1990:83ff.) Da die meisten Fehlgeburten in den ersten drei Monaten einer Schwangerschaft vorkommen[79], ist es schwierig, diejenigen ausfindig zu machen, die aufgrund einer CVS ausgelöst wurden.

Obwohl viele Frauen über schmerzhafte Empfindungen während und nach dem Eingriff berichten, finden diese Erfahrungen keinen Eingang in medizinische Studien oder ähnliche Abhandlungen.[80] Lediglich die »fötale« Todesrate und das Zutreffen der Diagnostik finden Erwähnung; "(...) daran mißt sich die Effizienz der Methode" (Schindele 1990:82).

Eine deutsche Verbundstudie "Chorionzottendiagnostik", unterstützt vom BMFT, ermittelte eine Komplikationsrate durch CVS von 21%. Es traten vaginale Blutungen, Bauchschmerzen, vorzeitige Wehen, vorzeitiger Blasensprung und bei 8,6% eine Fehlgeburt auf. Bei 72,3 % der »Föten« wurde kein pathologischer Befund diagnostiziert.[81] Dieses ist "ein eindrucksvolles Beispiel (dafür), wie Frauen als Versuchskaninchen bei der Einführung neuer Technologien benutzt werden und sich auch benutzen lassen" (Schindele 1990:83).

Eine US-amerikanische Studie von 1989 fand heraus, daß 21,9% der betroffenen Frauen nach einer CVS über wehenartige Schmerzen, 32,3% über Schmierblutungen und 7,3% über Blutungen klagten. (vgl. ebd.)

Bei einer Untersuchung von mehreren hundert Schwangerschaften, während der eine CVS vorgenommen wurde, stellte man nach der Geburt des Kindes häufig schwere Anomalien wie z.B. Unterentwicklung der Zunge, des Kiefers oder von Armen und Beinen fest. (Die Entnahme des Chorions hatte jeweils zwischen dem 56. und 66. Tag stattgefunden.) Wissenschaftler/-innen führen diese Mißbildungen

---

79 Ca. 15% aller Schwangerschaften enden mit einem Spontanabort, wovon viele auf Chromosomenabweichungen zurückzuführen sind.

80 Dagegen ist das Schmerzempfinden von »Föten« durchaus Gegenstand medizinischer Überlegungen. Der Wissenschaftliche Beirat der Bundesärztekammer geht davon aus, daß der »Embryo« ab der 8. SSW Schmerzen empfinden kann, weshalb ihm bei einem Schwangerschaftsabbruch Beruhigungsmedikamente verabreicht werden sollten. Diese Vermutung fundiert wissenschaftlich auf fluchtreflexartigen Bewegungen des »Embryos« bei Berührung, die als Schmerzreiz gedeutet werden können. Dabei wird ein konkretes Schmerzempfinden vom biologischen Sachverstand her ausgeschlossen, da die dafür notwendige Verbindung zwischen Nerven und Hirnrinde noch nicht besteht. (vgl. Peters 1993:206)

81 Die Angaben basieren auf dem Zwischenbericht einer Studie von 1987. Die Studie wurde nicht veröffentlicht und bis heute unter Verschluß gehalten. (vgl. Schindele 1990:83)

auf eine gestörte und nicht auf eine abweichende Entwicklung zurück. (vgl. Peters 1993:186)

Die CVS wird der Öffentlichkeit vor allem mit dem Argument angeboten, durch das reichhaltig zur Verfügung stehende DNS-Material weitaus mehr Krankheiten als bei einer Fruchtwasseruntersuchung feststellen zu können. Das Auftreten mancher dieser Krankheiten ist allerdings sehr gering. Z.B. tritt die seltene Stoffwechselkrankheit Phenylketonurie in einem von 1.000 Fällen auf (0,1%) und kann unter Umständen therapeutisch reguliert werden. (vgl. Burgert 1986:23)

Die Aussagefähigkeit der CVS ist wissenschaftlich umstritten. Es ist bisher ungewiß, ob das entnommene Gewebe auch tatsächlich den genetischen Code des »Fötus« reflektiert. Auch kommt es vor, daß zu wenig Zotten oder mütterliches Gewebe entnommen wurden. Daneben werden auch hier oftmals Chromosomenabweichungen ermittelt, die jedoch keinerlei gesundheitliche Auswirkungen zu haben scheinen.

Bei diesem pränatalen Test kommt es hinsichtlich der Befunde häufig zu Interpretationsproblemen. Selbst erfahrene Diagnostiker/-innen kommen in 3-4% der Fälle zu keinem Ergebnis. Die Wahrscheinlichkeit für falsch-positive bzw. falsch-negative Ergebnisse ist demnach recht groß. Das bedeutet für die schwangere Frau im allgemeinen entweder eine Wiederholung des Tests oder die Durchführung der Fruchtwasseruntersuchung einige Zeit später.

Viele Frauen begrüßen die Möglichkeit eines Tests, der bereits im ersten Schwangerschaftsdrittel durchgeführt werden kann. Zu diesem Zeitpunkt ist es einerseits möglich, daß die Schwangerschaft äußerlich noch nicht wahrzunehmen ist. Andererseits fühlen sich Frauen bis dahin vermutlich weniger stark an ihre Leibesfrucht gebunden, da z.B. Kindsbewegungen i.d.R. noch nicht spürbar sind. Dies mag es leichter erscheinen lassen, eine Entscheidung über ein Abbrechen der Schwangerschaft zu fällen.

8.5 Nabelschnurpunktion

Bei der Nabelschnurpunktion wird dem »Fötus« im Mutterleib Blut entnommen. Dafür wird eine Nadel durch Bauchdecke, Gebärmuttter und Fruchtblase der schwangeren Frau in die Nabelvene gestochen. Daran wird eine Spritze befestigt, mittels der das Blut abgenommen wird. Es besteht keine unmittelbare Verbindung zwischen mütterlichem und fötalem Blut, weshalb der Zugriff auf reines fötales Blut möglich zu sein scheint. Das gewonnene Blut wird auf die gleichen Befunde wie bei einer Fruchtwasseruntersuchung getestet (s.o.). Es können sämtliche Blutuntersuchungen wie bei einem Erwachsenen durchgeführt werden.

An dieses pränatale Untersuchungsverfahren, wobei z.B. Bluttransfusionen und Verabreichung von Medikamenten im Mutterleib[82] möglich sind, knüpft die Fötalchirurgie[83] an, weshalb die Methode zunehmend an Bedeutung gewinnt. (vgl. Krone 1992:75)

Die Nabelschnurpunktion wird hauptsächlich bei bestimmten Indikationsstellungen wie pränatale Infektionen oder Verdacht auf Lippen-Kiefer-Gaumen-Spalte empfohlen. Dieser Test wird zwischen der 18. und 36. SSW durchgeführt.

Der gesamte Eingriff erfolgt unter Einsatz von Ultraschall. Die Ermittlung des Befundes gelingt früher als bei der Amniocentese, da die Kultivierung der Zellen im Blut schneller vonstatten geht. Ein Chromosomenergebnis liegt bereits nach ca. einer Woche vor.

Risiken und Bedenken

Bisher gibt es nur unzureichende Erfahrungen mit dieser Methode. Langfristige Auswirkungen des Verfahrens sind noch nicht abzusehen. Insgesamt werden die Gefahren recht verharmlosend dargestellt.

Falsch-positive bzw. falsch-negative Befunde und die Feststellung von Chromosomenabweichungen ohne gesundheitliche Auswirkungen stellen auch bei dieser Methode ein Problem dar.

Die Laboranalyse des Fötalblutes gilt als sehr genau. Allerdings können sich für die Frau und den »Fötus« Komplikationen bei der Blutentnahme ergeben. Denn die Nabelschnur hat nur einen geringen Durchmesser, wobei sich zudem der »Fötus« mit der Nabelschnur im Mutterleib bewegt. Auch kann das fötale Blut durch Fruchtwasser verunreinigt werden, wodurch die entnommene Blutprobe unbrauchbar wird. Beim Eingriff besteht daneben die Gefahr, die Aterie im Uterus versehentlich zu durchlöchern. Auch kann es zur Blutgerinnung in der Nabelschnur und zu Fehlgeburten kommen. Das Fehlgeburtenrisiko wird mit 2-6,9% (vgl. Schindele 1990:86) angegeben. Ansonsten ähneln die Risiken weitgehend denen bei einer Amniocentese (s.o.).

---

82 Beispiele für die fetale Verabreichung von Medikamenten, deren Wirksamkeit ungeklärt ist, und selbst von Fachleuten als risikoreich eingeschätzt wird, sind: Gabe von Glukokortikoiden zur Förderung der Lungenreife bei Gefahr einer Fehlgeburt; Anreicherung des Fruchtwassers mit Jod bei Schilddrüsenfehlfunktion; Verabreichung von Digitalis bei fetalen Herzproblemen. (vgl. Degener/Köbsell 1992:55)

83 Bei Operationen am »Fötus« außerhalb des Mutterleibes wird der »Fötus« aus dem Bauch der Frau herausgeholt, operiert und dann wieder hineingebracht. Die Geburt erfolgt per Kaiserschnitt. Das bedeutet für die Frau zwei größere Operationen, die mit einer beträchtlichen Komplikationsrate, inklusive Todesfälle, verbunden sind. (vgl. Degener/Köbsell 1992:57)

8.6 Embryoskopie/Fetoskopie

Vor kurzem sind in den USA Medizinern Aufnahmen vom »Embryo« in den ersten drei Monaten gelungen. Diese neue Technik nennt sich Embryoskopie, wobei winzige Endoskope in den schwangeren Leib eingeführt werden. "Das Verfahren kann Aufschluß über Abnormalitäten des »Embryos« im frühesten Stadium geben, wenn die etablierte Ultraschalltechnik nur verschwommene Bilder liefert, und in Zukunft außer zur Diagnose auch zur Behandlung von Ungeborenen eingesetzt werden." (FR vom 10.07.1993)

Über mögliche Risiken der Methode lassen sich im einzelnen noch keine genauen Aussagen machen.

Bei der Fetoskopie handelt es sich ebenfalls um einen chirurgischen Eingriff, der zwischen der 15. und 18. SSW erfolgt. Zum Zweck der direkten Betrachtung und Begutachtung des »Fötus« wird eine 2 bis 3mm dicke Kanüle, durch die ein Endoskop geschoben wird, nach örtlicher Betäubung durch die Bauchdecke der schwangeren Frau in den Uterus eingeführt. Diese pränatale Untersuchungsmethode dient hauptsächlich zur Überprüfung und Feststellung des Schweregrades vorangegangener Untersuchungsergebnisse oder auch zur Abschätzung eines chirurgischen Eingriffs. Als weiterer Anlaß für eine Fetoskopie gilt die Entnahme von fötalen Blut-, Haut- oder Leberproben.

Auffällige Narben am Neugeborenen sind i.d.R. nicht erkennbar. Es wird nicht ausgeschlossen, daß es durch die mit der Fetoskopie verbundene Lichteinwirkung zu Augenschädigungen des »Fötus« kommen kann. (vgl. Faller 1986:32)

8.7 Präimplantationsdiagnostik

Bei der Präimplantationsdiagnostik handelt es sich um ein pränatales Untersuchungsverfahren, das z. Zt. in den USA erprobt wird. Voraussetzung hierfür ist eine In-Vitro-Fertilisation (IVF).

Der genanalytische Ergebnisbefund einer Zelle im 8-Zell-Stadium entscheidet über das Einpflanzen des »Embryos« in die Gebärmutter der Frau. Dieses Verfahren verdeutlicht die völlig reduktionistische Sichtweise von Mensch auf das, "was dem Genetiker als Zucker, Phosphate, vier Basen und den daraus entstehenden Proteinen bekannt ist, und daß all dies bereits an einem 4-8 Zell-Embryo ersichtlich ist" (Klein 1990:162). Über zukünftiges Leben wird am Labortisch entschieden, von Menschen, die keinerlei Bezug zu der schwangeren Frau bzw. den Eltern haben. Für sie geht es lediglich um das »Check-up« einer Zelle.

Folgende Argumente unterstreichen das Motiv der Kontrollmöglichkeit weiblicher Gebärfähigkeit und werden zur Legitimierung der Präimplantationsdiagnostik angeführt: (vgl. Schroeder-Kurth 1988:44ff.)

- es handelt sich um den gleichen Testvorgang wie bei der Kontrolle von »Embryo«/ »Fötus« im Mutterleib;
- der »Embryo« im Reagenzglas spürt nichts von laboranalytischen Verfahren und nichts vom »Sterbenlassen«;
- der betroffenen Frau werden bei der Feststellung einer Abweichung am »Embryo« Beginn und Abbruch einer Schwangerschaft erspart;
- dem »Embryo«/»Fötus« wird ein unter Umständen schmerzhafter Tod durch eine Abtreibung erspart;
- auf der Basis mehrerer vorhandener »Embryonen« werden die Chancen für ein »gesundes« Kind optimiert, »sinnlose« Schwangerschaften vermieden und somit Zeit und Geld gespart.

Die Befürworter/-innen dieser Methode argumentieren weiter, daß mit der Präimplantationsdiagnostik alle Einwände gegen die Abtreibung aus dem Weg geräumt[84], Ärzte/Ärztinnen entlastet und auch die bisherigen negativen Auswirkungen auf die Frau (physische, psychische und rechtliche) minimiert bzw. abgeschafft würden.

8.8 Weitere pränatale Tests

Im folgenden skizziere ich weitere pränatale Untersuchungsverfahren, die sich ebenfalls mehr oder weniger im Experimentierstadium befinden:

Hautbiopsie

Hierbei handelt es sich um die Entnahme von Hautpartikeln des »Fötus« zur Feststellung von Medikamenten-, Drogenkonzentrationen bzw. teratogener Substanzen und einiger seltener Erbkrankheiten.

DNA-Untersuchungen mit Gen- bzw. DNA-Sonden

Gen- bzw. DNA-Sonden sollen einzelne Gene aufspüren, die für eine Erbkrankheit verantwortlich gemacht werden.

---

84 "§219d StGB: Handlungen, deren Wirkung vor Abschluß der Einnistung in die Gebärmutter einsetzen, gelten nicht als Schwangerschaftsabbruch im Sinne dieses Gesetzes." (zit. nach Wuermeling 1987:103)

Tests für den Hausgebrauch

In den USA gibt es in Drogerien, Apotheken und im Versandhandel Tests zur Geschlechtsbestimmung zu kaufen, die zu Hause durchgeführt werden können, deren Zuverlässigkeit jedoch angezweifelt wird.

Bluttest zur Zellfraktionierung

Fieberhaft wird weltweit an einem Verfahren gearbeitet, das kindliche Zellen aus dem Blut der Schwangeren herausfiltern kann.

Eine einfache Blutentnahme bei der Mutter würde damit Aufschluß über das Erbgut des Kindes geben, ohne direkt in die Schwangerschaft eingreifen zu müssen.

9 Der »Erlanger Fall« - eine »posthume« Schwangerschaft

Im Oktober und November 1992 erregt der »Erlanger Fall« großes Aufsehen in Deutschland[85] und sorgt auch in den internationalen Medien für Schlagzeilen.

Eine junge Frau, Marion P., erhält im Erlanger Universitätsklinikum[86] den Status einer »hirntoten Schwangeren«. Die Erlanger Ärzte konstatieren, daß die Frau tot sei. Gleichzeitig aber solle ihre Leibesfrucht lebendig sein. Öffentliche und medizinische Ethik stehen sich plötzlich seltsam fremd gegenüber. Durch den »Erlanger Fall« wird vielen Menschen bewußt, wie weit sich die Möglichkeiten moderner Medizin und traditionelle ethische Grundprinzipien voneinander entfernt haben.

Publik wird der »Fall« durch den Gang der Eltern der Betroffenen an die Öffentlichkeit (BILD-Zeitung), die sich im Kreise der Ärzteschaft hilflos und bevormundet vorkommen. (Hans P.: "Ich lese täglich meine Bildzeitung und habe gedacht, die helfen mir weiter." (Blinten 1993)) Aus diesem Grund geht das »Ereignis« nicht im medizinischen Alltag unter.

Im Mittelpunkt der folgenden Überlegungen steht die Frage, wie mit der Schwangeren, Marion P., in der medizinischen Wissenschaft umgegangen und welche Rolle ihrer Leibesfrucht zugewiesen wird.

Die Meinungen zum Umgang mit der hirntoten Schwangeren in Erlangen sind geteilt. Es gibt im wesentlichen zwei Positionen, die sich durch die Akzeptanz bzw. Ablehnung der Hirntoddefinition, auf die noch eingegangen wird, abgrenzen.

Für die einen ist demnach Marion P. tot, und ihre Kritik am Umgang mit der Toten richtet sich lediglich auf die fehlende Pietät gegenüber einer Verstorbenen. Für diejenigen, die den Hirntod nicht akzeptieren (können), liegt der Fall ganz anders. Für sie ist der Umgang mit Marion P. ein »Menschenversuch«. Sie ist in ihren Augen eine lebende Schwangere, die auf der Schwelle zum Tod aufgehalten und deren Leib vollständig funktionalisiert wird. Sie wehren sich gegen die Funktionalisierung des »Körpers«, die in der Transplantationsmedizin schon lange gang und gäbe ist.

---

85 Z.B.: "Ihr Ärzte seid pervers"; "Neue Perversität der Ärzte. Oma muß die Tote streicheln (...), damit das Baby Leben spürt" (BILD-Schlagzeilen vom 16./17.10.1992). Eine Umfrage der BILD-Zeitung ermittelt, daß 18% der Deutschen das Vorgehen in Erlangen bejahen und 82% ablehnen. (vgl. DER SPIEGEL 43/92:320) Eine SPIEGEL-Umfrage ergibt 29% Ja-Stimmen. (vgl. DER SPIEGEL 48/92:289)

86 Im Erlanger Universitätsklinikum wurde 1982 das erste Retortenbaby Deutschlands künstlich gezeugt und zur Welt gebracht.

Ganz gleich, welche Position man/frau einnimmt, so gehen doch alle davon aus, daß es sich im vorliegenden Fall um eine Schwangerschaft handelt. Für die einen wächst eine Leibesfrucht in einer Toten, für die anderen in einer Lebenden heran.

Auffällig an der öffentlichen Diskussion ist, daß in erster Linie die unterschiedlichen Positionen zum Hirntod kontrovers diskutiert werden. Das Thema Status der schwangeren Frau in der medizinischen Wissenschaft wird von den Kritiker/-innen der Gen- und Reproduktionstechnologien bzw. aus feministischen Kreisen fokussiert, bleibt aber eher Randthema. Dies kann als Indiz dafür gelten, daß der technologische Blick auf die schwangere Frau bereits breite Akzeptanz gefunden hat.

Nach Auffassung der Bundesregierung ist der »Erlanger Fall« verfassungsgemäß:

> "Die künstliche Aufrechterhaltung von Körperfunktionen einer verstorbenen Frau mit dem Ziel, die Schwangerschaft auszutragen, sei (ist) dann verfassungsgemäß, wenn das Selbstbestimmungsrecht der Frau oder das Bestimmungsrecht ihrer Angehörigen dem nicht entgegensteht. Die Modalitäten der Behandlung müßten (müssen) dem Grundsatz der Menschenwürde entsprechen. Das Ungeborene steht nach Bonner Auffassung auch unter dem Schutz des Grundrechts auf Leben. In einem Fall wie in Erlangen sei (ist) es primär Sache der Angehörigen und der Ärzte, ihre Entscheidungen im Lichte dieser Maßstäbe zu treffen." (FR vom 04.11.1992)

Relevant für das Thema meiner Arbeit sind die Aussagen der Handlungsleitenden im »Erlanger Fall«. Sie entscheiden über den Umgang mit einer Schwangeren, die sich ihrem Zugriff nicht mehr entziehen kann.

Als Vertreter der Medizin ziehe ich die Aussagen des in diesem Fall verantwortlichen Arztes Johannes Scheele und als Vertreter der juristischen und ethischen Position die des beteiligten Rechtsmediziners Hans-Bernhard Wuermeling[87] heran.

Da die Ärzte plötzlich mit dieser Situation konfrontiert werden, lassen sich an ihren Reaktionen die bestehenden Mechanismen im Umgang mit einer Schwangerschaft gut erkennen.

Allem voran steht die Geschichte des »Erlanger Falls«, die ich im nächsten Teil darstelle.

---

87 Hans-Bernhard Wuermeling ist neben seiner Funktion als Vorsitzender der Bayerischen Landesärztekammer Vorsitzender der Ethik-Kommission und Ordinarius für Rechtsmedizin in Erlangen. Er gilt als »bekennender Lebensschützer« und ist seit 1984 Mitglied der JVL (Juristische Vereinigung Lebensrecht). (vgl. Nieden 1992:12) In der JVL haben sich ca. 800 erklärte Abtreibungsgegner/-innen zusammengeschlossen. Sie betrachten den Zeitpunkt der Befruchtung als den Moment, ab dem ein selbständiges Wesen heranwächst, das nicht getötet werden darf. (vgl. Frauen gegen den §218 1991:78ff.)

9.1 Was geschah in Erlangen?[88]

Am 05. Oktober 1992 gegen 15 Uhr verunglückt die 18jährige Marion P. durch den frontalen Aufprall ihres PKWs gegen einen Baum schwer. Sie atmet noch spontan, ist aber tief bewußtlos. Nach einer ersten Notversorgung wird sie gegen 15.25 Uhr in die Chirurgische Universitätsklinik Erlangen eingeliefert, in der weitere Notbehandlungen und erste Untersuchungen erfolgen. Zwecks einer Computertomographie des Schädels transportiert man die Frau um 16.25 Uhr in die Neurochirurgische Universitätsklinik. Die ärztliche Diagnose kommt zu dem Schluß, daß eine Behandlung aussichtslos sei. Deshalb wird Marion P. gegen 18 Uhr wieder in die Chirurgische Klinik auf die Intensivstation verlegt, auf der Patienten/Patientinnen mit »infauster Prognose« vereinbarungsgemäß behandelt, sprich Organtransplantationen vorgenommen werden.

In einem ersten Gespräch mit Marion P.s Eltern, die sich gegen eine Organentnahme aussprechen, erfährt der Oberarzt der Allgemein-Chirurgischen Abteilung, Johannes Scheele, von einer bestehenden Schwangerschaft der Verletzten. Die daraufhin erfolgte gynäkologische Untersuchung per Ultraschall stellt eine "intakte" (Chirurg. Klinik 1992:3) Schwangerschaft fest. An anderer Stelle wird berichtet, daß die behandelnden Ärzte bei der Rückverlegung Marion P.s in die Chirurgie anhand der Untersuchungsunterlagen über den Tatbestand einer Schwangerschaft und über die ablehnende Haltung Marion P.s gegenüber Organtransplantationen informiert wurden. (vgl. B-L/S 1993:13) Die Eltern Marion P.s selbst sagen in einem STERN-Interview vom 26.11.1992 aus, daß sie am Tag des Autounfalls die Ärzte auf die Schwangerschaft ihrer Tochter hingewiesen hätten. Erst nach 7 Tagen seien sie das erste Mal mit Scheele und Wuermeling zusammengetroffen. Bis dahin haben sie mit etwa zwanzig verschiedenen Ärzten Kontakt gehabt.

Drei Tage lang wird die Patientin entsprechend der üblichen Therapie schwer Schädelverletzter behandelt. Am 8. Oktober erklären die Ärzte Marion P. für tot.

Nach medizinischem Ermessen gilt ein Mensch als tot, wenn sein Hirntod (s.u.) diagnostiziert wird. Aus der Patientin wird dadurch eine "potentielle Organspenderin" (Wuttke 1993:60). Da sich die vormalige Patientin jedoch in der 14./15. Schwangerschaftswoche befindet, ergibt sich eine völlig neue Situation. Aus der »potentiellen Organspenderin« wird eine "hirntote Schwangere" (Wuttke 1993:60).[89]

---

88 Vgl. im wesentlichen »Chirurgische Klinik mit Poliklinik der Universität Erlangen-Nürnberg« (im folgenden Chirurg. Klinik) vom 19.11.1992; Bockenheimer-Lucius/Seidler (im folgenden B-L/S) 1993; Wuttke 1993.

89 Einige Stimmen gehen davon aus, daß Marion P. nicht hirntot ist, sondern es sich bei ihr um ein sogenanntes »Apallisches Syndrom« handelt. Dieses ist eine Hirnschädigung, wobei nicht alle

Für das weitere medizinische Vorgehen hält die beteiligte Ärzteschaft drei Aspekte für relevant: den momentanen Zustand der Schwangerschaft; die Aussicht für das Aufrechterhalten der Schwangerschaft solange bis der »Fötus« außerhalb des Mutterleibes lebensfähig gehalten werden kann und die Gefahr einer Schädigung des »Fötus«.

Literaturrecherchen ergeben keine gesicherten Erfolgsaussichten.[90] In ihnen dominiert primär das Risiko eines "generellen Mißlingen(s)" (Chirurg. Klinik 1992:3). wodurch der Aspekt einer Schädigung des »Fötus« erst einmal in den Hintergrund tritt.

Die »hirntote« Marion P. wird in den folgenden Tagen wie bisher weiterbehandelt. Der Druck der Öffentlichkeit wächst derart, daß am 12. Oktober, gegen 14 Uhr, beschlossen wird, ein Konsilium[91] abzuhalten. Daran nehmen Gynäkologen, Pädiater, medizinische Ethiker und Juristen teil, insgesamt neun Männer.

Im Vordergrund der Beratung steht vor allem der Aspekt der Kosten-Nutzen-Relation. Die Kalkulation beläuft sich in diesem Fall auf ca. 100.000 DM. (vgl.

Teile des Gehirns ausgefallen sind. (vgl. Berressem 1992) Auch der Arzt Julius Hackethal teilt diese Auffassung und stellt Strafanzeige gegen Johannes Scheele. "Das, was Prof. Dr. Scheele beantragt und die Ethik-Kommission genehmigt hat, verstößt gegen das Menschenrecht auf Würde und auf Selbstbestimmung über Gesundheit und Leben. Darüberhinaus ist es als vorsätzliche Körperverletzung, Giftbeibringung und Mißhandlung von Schutzbefohlenen strafbar. Leider gibt es noch keinen Strafparagraphen gegen 'Intensivfolterung'. Denn das ist es ja, weil die Patientin mit Unterbewußtsein lebt und unter schwersten Alpträumen leidet." (Hackethal zit. nach Die Hinzens 20.10.1992)

90 Trotzdem führen Scheele und Wuermeling die acht bis zehn weltweit bekannten Fälle als gutes Beispiel an. Es handelt sich dabei um Kinder, die aus dem Leib einer »hirntoten Schwangeren« geholt wurden. (vgl. Süddeutsche Zeitung vom 21.11.1992; B-L/S 1993:15) Der »Erlanger Fall« gilt jedoch wegen des frühen Schwangerschaftsstadiums als einmalig. Während der Behandlung Marion P.s melden sich an der Erlanger Universitätsklinik fünf Familien, in denen ein von einer hirntoten Schwangeren per Kaiserschnitt entbundenes Kind lebt. (vgl. Süddeutsche Zeitung vom 21.11.1992) Es ist jedoch nicht immer eindeutig, ob die Hirntoddefinition, auf die noch eingegangen wird, wirklich zutraf, oder ob es sich um andere Störungen des Gehirns bzw. komatöse Zustände handelte.

91 Eine Ethik-Kommission müsse nicht eingeschaltet werden, argumentiert die Ärzteschaft, da es ihr im vorliegenden Fall allein um die Wahrung des Lebensrechts des »Fötus« ginge. Außerdem kümmere sich eine Ethik-Kommission lediglich um Fragen, die lebende Personen betreffen. Marion P. aber gelte bereits als tot, und ihre Leibesfrucht sei erst mit der Geburt eine Rechtsperson. Gemäß der Deklaration von Helsinki handele es sich im vorliegenden Fall nicht um ein »Experiment« oder um einen »Versuch« zum Zwecke der Gewinnung neuer wissenschaftlicher Erkenntnisse. (vgl. Chirurg. Klinik 1992:4; B-L/S 1993:16) Scheele und Wuermeling verwenden deshalb die Formulierung "Behandlung mit unsicherem Ausgang" (Erlanger Konsilium zit. nach Wuttke 1993:63).

Nieden 1992:11) An anderer Stelle wird von Kosten bis 500.000 DM gesprochen, falls es bis zu einer Entbindung kommen sollte.[92] (vgl. Schwarzer 1992:13)

Zusammenfassend einigt man sich auf folgende Richtlinien:

- Marion P. soll weiterhin maschinell beatmet werden. Dies gilt als durchschnittlicher intensivmedizinischer Aufwand. (vgl. Wandtner 1992) Eine aufwendigere apparative Unterstützung kommt höchstens im späteren Verlauf der Schwangerschaft in Frage;
- die Medikamentenverabreichung soll im bisherigen Ausmaß beibehalten werden, auch beim Auftreten größerer Komplikationen speziell den Kreislauf betreffend[93];
- wissenschaftliche Untersuchungen sollen unterbleiben, damit dem »Experiment-Charakter« des Falles kein weiterer Vorschub geleistet wird;
- im Umgang mit Presse und Öffentlichkeit einigt man sich auf eine grundsätzliche Auskunfterteilung in den nächsten Tagen durch Scheele und Wuermeling. Danach soll wöchentlich ein Kommuniqué herausgegeben werden;
- es soll eine Pflegschaft für "das ungeborene Kind" (Chirurg. Klinik 1992:4) beantragt werden.

Nach Abschluß des Konsiliums setzen Scheele und Wuermeling die Eltern P. von den getroffenen Übereinkünften in Kenntnis. Diese zeigen sich damit einverstanden und wollen selbst die Pflegschaft für die Leibesfrucht ihrer Tochter übernehmen.[94]

---

92 Das Konsilium geht davon aus, daß die zuständige Berufsgenossenschaft Marion P.s Unfall als »Wegeunfall« anerkennt und für die Kosten aufkommen wird, was sie in der Folge auch tut, obgleich die Versicherte tot sein soll. (vgl. B-L/S 1993:26)

93 Vermutlich ist ansonsten mit einer Schädigung des »Fötus« zu rechnen, die Kosten-Nutzen-Relation somit gestört. Medikamentös wird "während der gesamten Behandlungsdauer eine Basissubstitution von Schilddrüsenhormon und Nebennierenrindenhormon in einer Dosierung, die auch nach Operationen an diesen Organen üblich ist" (Chirurg. Klinik 1992:5), verabreicht. Beim »Fötus« geht man im vorliegenden Entwicklungsstadium von einer selbsttätigen hormonellen Regulation aus. Außerdem erhält die zu Behandelnde bzw. Hirntote Antibiotika und insgesamt vier Blutkonserven.

94 Nach dem Tod der Leibesfrucht ihrer Tochter geben die Eltern P. in dem bereits erwähnten Stern-Interview die Hintergründe für ihr Verhalten bekannt: Anfangs wollten sie, daß die Maschinen, an die ihre Tochter angeschlossen war, abgestellt werden. (vgl. DER SPIEGEL 43/92:322) Doch da sie vor allem Angst davor hatten, das Sorgerecht für das Kind ihrer Tochter nicht zugesprochen zu bekommen, entschieden sie sich, mit den Handlungsleitenden im »Erlanger Fall« zusammenzuarbeiten. Zu dem Gespräch mit Wuermeling und Scheele gibt Herr P. an: "Der Scheele hat uns von den anderen Fällen erzählt, bei denen gesunde Kinder von hirntoten Müttern auf die Welt kamen. Auch unser Baby hätte eine Chance, zwar unter 50 Prozent, aber dann könnten wir doch nicht mehr sagen: Abschalten! Der Scheele hat aber auch deutlich gemacht, daß sie es durchziehen würden, auch wenn wir nicht zustimmen." (P. zit. nach Stern 49/92:220)

Der Zustand der hirntoten Marion P. wird in den folgenden fünf Wochen als "überraschend stabil" (Wuttke 1993:60) bezeichnet. Zur Vermeidung von Hautschäden und Lungenproblemen durch das ständige Liegen, bettet man sie in ein bewegliches Luftkissenbett.

An chirurgischen Eingriffen werden während der Behandlungsdauer vorgenommen:

- Luftröhrenschnitt zur Verringerung des Infektionsrisikos der Lunge, der im weiteren Verlauf nochmals korrigiert wird (13.10. und 13.11.1992);
- Entfernung des linken Auges, das beim Unfall schwer verletzt wurde, um die Gefahr einer Infektion zu minimieren (15.10.1992)[95];
- Richten des linken Oberarmbruches (22.10.1992);
- ebenfalls zur Verringerung der Infektionsgefahr wird ein Katheter gelegt, der eine langfristige intravenöse Ernährung ermöglichen soll (24.10.1992).

Der »Fötus« wird wöchentlich per Ultraschall untersucht. Dabei ergibt sich kein auffälliger Befund. Ein "normales Wachstum und regelrechtes Verhalten" (Chirurg. Klinik 1992:6) wird angenommen.

In der Nacht vom 15. auf den 16. Oktober 1992 bekommt die »Hirntote« plötzlich Fieber. Ein sofort durchgeführter Ultraschalltest zeigt keinerlei Auswirkung auf den »Fötus«. Um 0.10 Uhr stößt der »tote« Leib Marion P.s seine Leibesfrucht ab. Der Tod des »Fötus« wird festgestellt.

Mit dem Einverständnis der Eltern P. werden dann die künstliche Beatmung und andere medizinische Maßnahmen beendet. Danach erlöschen sämtliche Körperfunktionen und Marion P. »stirbt«. Eine Sektion sowohl der Frau als auch des »Fötus« wird von den Eltern abgelehnt. Die Leichname werden gemeinsam beerdigt.

Hirntod

1968 definiert eine Kommission an der Harvard-University den Hirntod (bei dem das Herz noch schlägt) als Tod. Vorher gilt jemand als tot, wenn das Herz nicht mehr schlägt. Jetzt gilt dieser neue Todeszeitpunkt den Ärzten/Ärztinnen als Signal dafür, daß ein Leben nicht mehr gerettet werden kann, eine weitere Behandlung aussichtslos ist.

Gleichzeitig ist der Hirntod aber auch der Zeitpunkt, an dem ein Eingreifen zum Zwecke der Organtransplantation als gerechtfertigt definiert wird. (vgl. Wuttke 1992:29) Organe können nur transplantiert werden, wenn sie einem Menschen

---

95 Rein theoretisch diskutieren die Ärzte auch die Möglichkeit einer Kopfamputation Marion P.s, falls das Überleben des »Fötus« nicht anders zu gewährleisten sei. (vgl. Wuttke 1993:63) Medizinisch sähe eine »Kaputation« so aus, daß man die Durchblutung des Kopfes technisch unterbrechen würde. (vgl. Feyerabend 1993:15)

entnommen werden, dessen Kreislauf noch funktioniert. Durch die neue Definition des Todes sind die Ärzte/Ärztinnen bei dieser Handlung vom Vorwurf des »Totschlags« entbunden.

In Deutschland verankert der wissenschaftliche Beirat der Bundesärztekammer 1982 die Hirntoddefinition, eine von der Öffentlichkeit kaum wahrgenommene Umdefinierung des Todeszeitpunktes eines Menschen.

Beim Stellen einer Hirntoddiagnose müssen nach internationalen Vereinbarungen drei Bedingungen erfüllt sein (vgl. ebd.):

1. Bewußtlosigkeit (Koma)
2. Atemstillstand (Apnoe)
3. Erlöschen sämtlicher Hirnfunktionen (sog. Null-Linien-EEG)

Man spricht demnach vom Hirntod bei einem "vollständigen und irreversiblen Zusammenbruch der integrativen Groß- und Stammhirnfunktionen bei noch aufrechterhaltener Kreislauffunktion im übrigen Körper" (Bundesärztekammer zit. nach Wuttke 1993:65). Allerdings werden international die begrifflichen Abgrenzungen unterschiedlich gehandhabt, d.h. das Konzept der Hirntoddiagnostik ist uneinheitlich. (vgl. Wuttke 1993a:2)

Erlischt die Steuerungsfähigkeit des Gehirns, so sterben spätestens innerhalb von 8 bis 10 Tagen sämtliche Körperorgane ab, auch bei der aufwendigsten intensivmedizinischen Behandlung. Im Falle einer »hirntoten Schwangeren« scheint aus ärztlicher Sicht die Symbiose aus Frau und Leibesfrucht bestimmte Steuerungsvorgänge des Gehirns zu ersetzen. Die Organe sterben langsamer ab. Die längste bisher bekannte Schwangerschaft einer Hirntoten dauerte 97 Tage. Dann wurde das Kind per Kaiserschnitt entbunden und das Abstellen der Maschinen angeordnet. (vgl. Wiesemann 1993:2)

In der aktuellen Hirntod-Debatte werden bereits erweiterte Vereinbarungen der Todeskriterien diskutiert. Wissenschaftler/-innen sprechen hierbei vom "Großhirnkonzept" oder "neokortikalen Tod" (Feyerabend 1993a:47). Im Großhirn wird das Bewußtsein, das das Wesen einer Person ausmachen soll, vermutet. Fällt es aus, so erlischt für die Vertreter/-innen dieser Auffassung der Personenstatus eines Menschen. Diese erweiterte Definition des Todes zählt dann auch komatöse Menschen, die noch eigenständig atmen, zu den Toten.

> "Sobald ein Mensch keine Person mehr ist, ist auch sein Tod nicht der eines menschlichen Wesens, im Gegenteil, es ist der Tod eines Dings (...) . Wir bestreiten nicht, daß das Leben nach dem personalen Tod fortdauern kann - ebensowenig (...), daß es nach vollständiger Zerstörung des Gehirns weitergehen kann (...) . Uns beschäftigt nicht der Tod des Organismus, der eine Person überdauern kann." (Bartlett/Youngner zit. nach ebd.)

Eine gesetzliche Definition des Todes (sowie des Lebensbeginns) gibt es nicht. Der Gesetzgeber hat die Feststellung des Todes dem/der Arzt/Ärztin überlassen. (vgl.

Wuermeling 1987:102) Demnach delegiert der Staat die Verfügungsgewalt über Menschen, die im medizinischen Apparat sterben, an die Medizin, wenn die Betroffenen nicht zu Lebzeiten diesem Vorgehen nachweislich widersprochen haben.

Das Hirntodkonzept ist kulturrelativ. (z. B. akzeptiert Japan es nicht.) Es ist abhängig von kulturellen und ethischen und nicht von naturwissenschaftlichen Begründungen. (vgl. Linke zit. nach B-L/S 1993:90)

Kritiker/-innen des Hirntodes begründen ihre Ablehnung gegenüber der ihrer Meinung nach "pragmatischen Umdefinierung des Todes" (Jonas zit. nach Wuttke 1993:2)[96] mit der noch vorhandenen sinnlichen Wahrnehmung dieser für tot erklärten Personen. Die Betroffenen sehen aus wie komatöse Patienten/Patientinnen, sie schwitzen, sind warm, durchblutet, und ihr Blutdruck steigt bei Operationen sprunghaft an. (vgl. Schmidt 1993:3) Nach Meinung der Hirntod-Kritiker/-innen befinden sich diese Menschen im Prozeß des Sterbens, der medizinisch-technisch aufgehalten bzw. verändert wird.

Die Kriterien des Hirntodes vernachlässigen das Zusammenspiel verschiedener Teile des menschlichen Organismus. Die Definition orientiert sich an der wissenschaftlichen Auffassung des 19. Jahrhunderts, die das Gehirn als Steuerungsmechanismus menschlichen Daseins in den Mittelpunkt stellte. (vgl. Teil I, 1) Personales Leben bzw. nichtpersonales Leben wird mit meßbarer aktiver bzw. inaktiver Hirntätgkeit gleichgesetzt. Die Psychiatrie und Psychosomatik des 20. Jahrhunderts bezeichnet diese Orientierung auch als "Gehirnmythologie" (Vollmann 1992).

> "Menschliches Leben an sich besitzt keinen besonderen Wert, nur der menschlichen *PERSON* kommt auf Grund bestimmter Eigenschaften wie z.B. Empfindungsfähigkeit, Autonomie, Selbstbewußtsein, Interessen haben können etc. eine besondere ethische Schutzwürdigkeit zu (Hervorhebung im Text)." (Vollmann 1992)

Die Akzeptanz des Hirntodes beinhaltet eine »Nutzbarmachung« des Todes und initiiert einen nach marktwirtschaftlichen Prinzipien ausgerichteten Produktions- und Verwertungsprozeß von Körperteilen.

Mit dieser Einstellung hängen auch die folgenden beispielhaften Fälle zusammen, die die Auswirkungen der naturwissenschaftlichen Auffassung vom »Körper« als Funktionsraum seiner Einzelteile bzw. als »Ersatzteillager« aufzeigen:

Eine Umfrage unter Medizinern der bedeutendsten US-amerikanischen Transplantationszentren ergab, daß in den vergangenen Jahren zunehmend Kinder zum Zwecke von Organ- und/oder Gewebe-Transplantationen gezeugt wurden. So wurden z.B. Frauen deshalb schwanger, um für einen Knochenmarkspender für ihr

---

96 Der Philosoph Hans Jonas wies bereits früh auf das Problem Hirntod hin. (vgl. Jonas, Hans: Technik, Medizin und Ethik, Ffm. 1985).

bereits geborenes und an Leukämie erkranktes Kind zu sorgen. Oder sie gebaren ein Kind, das die gewünschte Niere für ihr anderes krankes Kind liefern konnte. Auch gibt es Fälle, in denen sich Frauen mit dem Samen kranker Familienmitglieder künstlich befruchten ließen, um dann nach erfolgter Abtreibung das fötale Gewebe zur Behandlung des/der Kranken zur Verfügung zu stellen. (vgl. Feyerabend 1993:16)[97] In England wird an einer neuen medizinischen Technik geforscht, mittels der abgetriebenen weiblichen Föten die Eierstöcke entnommen und nach mehrwöchiger Reifung unfruchtbaren Frauen eingepflanzt werden können. (vgl. FR vom 05.01.1994)

9.2 Der Status der »hirntoten Schwangeren«

Mit der Diagnose Hirntod ist Marion P. für die Befürworter/-innen dieses Todeskriteriums, zu denen auch Scheele und Wuermeling zählen, gestorben.

Nach dem Hirntod am 08.10.1992 wird ein Totenschein ausgefüllt und abgeschickt. Der zuständige Standesbeamte jedoch weigert sich, den Tod zu dokumentieren, da er die Geburt eines Menschen, der keine Mutter hat, nicht beurkunden könne. Die Angelegenheit wird ans Innenministerium weitergeleitet, wo sie bis zur Mitteilung des Spontanaborts unbearbeitet liegenbleibt. Im Endeffekt wird der 08.10.1992 als Todestag der Frau eingetragen. (vgl. B-L/S 1993:21)

Rechtlich ist weder das Einstellen noch das Fortführen der künstlichen Beatmung von Belang. Ersteres, da eine Tote nicht noch getötet werden kann und letzteres, da nur ein "beschimpfender Unfug an einer Leiche verboten" (Wuermeling zit. nach B-L/S 1993:22) ist, der hier nach Meinung des Rechtsmediziners nicht vorliegt.

Ein Einverständnis Dritter muß aufgrund der Volljährigkeit Marion P.s nicht eingeholt werden. Das Vorgehen wird von Wuermeling als eine "Maßnahme für das eigene Kind der Verstorbenen" (Wuermeling zit. nach B-L/S 1993:23) bezeichnet.

> "So war bezüglich der Mutter also kein rechtliches Hindernis und keine rechtliche Verpflichtung zum Handeln da." (Wuermeling zit. nach B-L/S 1993:23)

Das Amtsgericht Hersbruck ordnet für die hirntote Marion P. eine Betreuung an. (vgl. Presseinformation des Oberlandesgerichts Nürnberg vom 19.10.1992) Als Betreuerin wird ihre Tante bestellt.

Mit der Bestellung einer Betreuerin für eine hirntote Schwangere hat das zuständige Amtsgericht juristisches Neuland betreten, da das Gesetz bislang lediglich die Betreung lebender Menschen regelt. "Hier jedoch geht es um die Fürsorge für einen im Rechtssinne toten Menschen." (ebd.) Für Wuermeling drückt

---

97 Zum Zwecke der Gewebeabgabe sind Schwangerschaftsabbrüche demnach vertretbar.

sich in der Wahl einer Betreuung für eine »Tote« das "Nochnichtverstehen" (Wuermeling 1992a) des Hirntodes aus.

Die ethischen Überlegungen in bezug auf den Umgang mit der hirntoten Marion P. sind auf eine würdevolle Haltung gegenüber einer Verstorbenen ausgerichtet. Ihr wird der Lebenswert des Ungeborenen gegenübergestellt.

> "Wir schlossen, daß auf die Pietät gegenüber der Leiche angesichts des hohen Wertes des Lebens des Kindes keine Rücksicht genommen werden mußte. Unterstützend war bei diesem Schluß, daß wir von der Toten wußten, daß sie ihr Kind ausdrücklich gewollt hatte." (Wuermeling zit. nach B-L/S 1993:24)

Bei der Entscheidungsbegründung wird der spekulative Kinderwunsch zu Lebzeiten Marion P.s zu einem vorgeschützten Grund. Es kursieren Hinweise darauf, daß sie sich auf ihr Baby gefreut und schon einige Babyartikel besorgt habe. Sie habe das Kind angeblich auch ohne seinen Erzeuger, der nicht in die Öffentlichkeit tritt, den Eltern aber bekannt ist, großziehen wollen. Aus diesen Aussagen schließen die Beteiligten, daß die »Behandlung« im Sinne Marion P.s ist.

Die hirntote Frau ist nach Auffassung der Beteiligten bloß noch ein Aufbewahrungsort für einen »Fötus«. Diese Haltung kommt auch in den folgenden Zitaten Wuermelings und Scheeles zum Ausdruck:

> "Jede Mutter stellt in der Schwangerschaft ihren Körper für das Überleben des Kindes zur Verfügung. Daß sie das als Tote dann weiterführt mit technischer Hilfe ist nicht verwerflich." (Wuermeling zit. nach Nieden 1992:12)

> "Wir alle (haben), um in dieses Leben zu kommen, recht rücksichtslos die Leiber unserer Mütter gebraucht, und die Mütter haben das ja zumindest akzeptiert." (Wuermeling zit. nach Schwarzer 1992:13)

> "Die Benutzung des Körpers der Mutter zu Gunsten des Kindes ist zumutbar." (Scheele zit. nach Nieden 1992:12)

Auch andere namhafte Reproduktionsmediziner melden sich in diesem Sinne zu Wort: In mehreren Talkshows bemerkt der Bonner Ultraschallspezialist Manfred Hansmann, daß die hirntote Schwangere doch ihre "Traumrolle" gefunden habe; sie sei eine "Traummutter, weil sie für das Leben ihres Kindes ihr eigenes opfere und es zugleich mit ihrem Körper schütze." (Wuttke 1992:30) Professor Dietrich Reinhardt, Direktor der Münchner Kinder-Poli-Klinik, konstatiert: "Die tote Mutter ist wie eine Retorte." (Doinet 1992:40) Und nach Meinung des Fortpflanzungstechnologen Kurt Semm ist die hirntote Schwangere ein "preiswerter Inkubator" (ebd.).[98]

---

98 In Erlangen meldet sich eine junge Frau, die sich gerne Marion P.s Leibesfrucht in ihren Unterleib verpflanzen lassen möchte, um sie auszutragen und zu gebären. Die Ärzte »vertrösten«

Trotz der Akzeptanz des Hirntodes als Tod einer Person bleibt die Personalität Marion P.s im Sprachgebrauch erhalten. Beispielsweise spricht Scheele, der ja das medizinische Faktum Hirntod akzeptiert, von Marion P. noch nach ihrem Hirntod als die "Verletzte" oder die "Mutter". (vgl. Scheele zit. nach B-L/S 1993:17f.) Auch Wuermeling redet durchgängig von einer "Mutter (...) , die für uns unbezweifelbar tot war (ist)" (Wuermeling zit. nach B-L/S 1993:22ff.).

9.3 Der Status des »Fötus«

"Erlanger Baby - Das erste Foto" (Abendzeitung vom 22.10.1992)

Der »Fötus« wird wöchentlich einmal per Ultraschall untersucht. Im »Erlanger Fall« spielen Ultraschallbilder eine große symbolische Rolle. Sie gelten als »Beweis« für das Leben an sich und die Richtigkeit der Entscheidung der Erlanger Ärzte. Viele Presseartikel sind mit Ultraschallbildern des

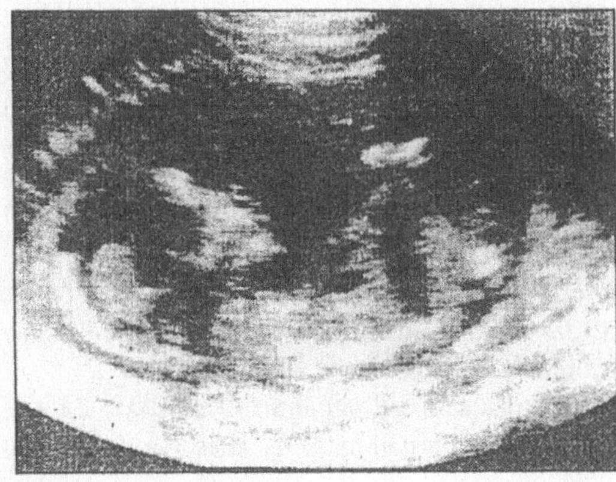

Das Ultraschall-Bild des Babys   Foto: BR

»Fötus« versehen. Die Sichtbarmachung des Ungeborenen, seine isolierte Ansicht, prägt sich in seiner Symbolwirkung »Leben« in das Bewußtsein derjenigen ein, die dieses Bild zu Gesicht bekommen. Der bildhafte Ausschnitt suggeriert eine autonome Lebensfähigkeit des Ungeborenen, wobei seine symbiotische Beziehung zur Mutter ausgeblendet wird.

> "Der zugezogene Endokrinologe hat uns versichert, daß der Fötus eine völlig autarke hormonale Regulation besitze und daß er vielmehr sogar in der Lage sei, über die Plazenta die Mutter quasi mitzuversorgen." (Scheele zit. nach B-L/S 1993:17)

Die Untersuchungsergebnisse zeigen eine »regelgerechte Entwicklung«, d.h. Wachstum, Bewegung und Fruchtwassermenge werden für »normal« befunden.

> "Es wurde einmal diskutiert, ob wir eine Fruchtwasseruntersuchung durchführen sollen. Wir haben uns dagegen entschieden, denn zum Abbruch der Behandlung konnten

---

sie damit, daß nach dem derzeitigen Stand der Wissenschaft ein solcher Eingriff leider noch nicht machbar sei. (vgl. Abendzeitung vom 23.10.1992)

Auch wenn hier die Frage nach der »Qualität« des Ungeborenen letztrangig zu sein
scheint, spielt sie doch, wie sich noch zeigen wird, bei den Überlegungen der
Beteiligten eine erhebliche Rolle.

Das Konsilium hatte empfohlen (s. o.), für das Ungeborene beim Amtsgericht
einen Pfleger zu bestellen. Zum Erzeuger und den Eltern P. besteht von seiten des
Ungeborenen keine rechtliche Beziehung. (vgl. Wuermeling zit. nach B-L/S
1993:24) Schließlich ordnet das Amtsgericht Hersbruck "für das ungeborene Kind"
(Presseinformation des Oberlandesgericht Nürnberg vom 19.10.1992) eine
Pflegschaft an. Als Pfleger werden die Eltern P. bestellt.

"Bis dahin gingen wir davon aus, in einer Geschäftsführung ohne Auftrag für den-
jenigen, der wie oder wann auch immer für das Kind verantwortlich würde, zu handeln. Da nach der Rechtsprechung des Bundesgerichtshofes niemand einen Anspruch
auf seine Vernichtung hat, gegen den wir hätten verstoßen können, - gegen einen solchen Anspruch hätten wir ja verstoßen können durch die Beatmung -, konnte die
Fortsetzung der Beatmung keineswegs im rechtlichen Sinn falsch sein, da sie Einsatz
zur Lebenserhaltung war." (Wuermeling zit. nach B-L/S 1993:24)

Gesetzlich sind Tötungsdelikte erst ab dem Zeitpunkt der Geburt möglich. Vorher
ist "das Kind strafrechtlich ungeschützt" (Wuermeling 1992a). Das Abschalten der
Beatmung wäre also kein Töten gewesen.

Gegen die Bestellung einer Pflegschaft für eine Leibesfrucht werden juristische
Bedenken hervorgebracht, da dies nur dann zulässig sei, wenn es um zukünftige
Rechte ginge, derer sich eine/ein Erwachsene/-r im Sinne einer Fürsorge annehmen
müßte. Wuermeling räumt diese Einwände mit der Begründung aus dem Weg, daß
"ja schon das Recht des Ungeborenen an seinem Ultraschallbild die
Fürsorgebedürftigkeit deutlich (mache), abgesehen davon, daß das nächstliegende
künftige Recht das auf sein Leben im nächsten Augenblick ist" (Wuermeling
1992a).

Bei den juristischen Auslegungen wird deutlich, daß es sich um einen
rechtsfreien Raum handelt, und Entscheidungen entlang ethischer Erwägungen
getroffen werden müssen.

Der rechtsfreie Raum wird in bezug auf den »Fötus« folgendermaßen ausgefüllt:
Im Mittelpunkt der Überlegungen steht das attestierte Lebensrecht des
Ungeborenen. Hierbei besteht ein Lebensrecht jedoch nur im "defensiven Sinne"
(Wuermeling zit. nach B-L/S 1993:24), d.h. nicht in bezug auf das Leben
angegriffen zu werden. Das Abstellen der künstlichen Beatmung an sich hätte
keinen solchen Angriff bedeutet. Erst in Verbindung mit der zugrundeliegenden
"sittlich(en) Verpflichtung" (Wuermeling zit. nach B-L/S 1993:25) kann über das
Vorliegen eines Angriffs auf das Lebensrecht des »Fötus« geurteilt werden. Als

Maßstab der sittlichen Verpflichtung gelten die gesellschaftlichen Ressourcen bzw. die Knappheit an Mitteln, die zur Anspruchserfüllung des Ungeborenen auf "Hilfe zum Leben" (ebd.) zur Verfügung stehen bzw. zugebilligt werden.

Wuermeling unterscheidet Regelungen, die Lebensende oder -beginn betreffen, nach einerseits "gesellschaftlichen Notwendigkeiten" und andererseits "biologischen Sachverhalten" (Wuermeling 1987:104) wie z.B. die Verschmelzung von Ei- und Samenzelle. Erstere sind Grundlagen juristischer und/oder moralischer Gesichtspunkte. Daraus abgeleitet gilt der Zustand eines »Embryos«/»Fötus« als Entscheidungskriterium für die Erteilung des Rechts auf Teilnahme an der Gesellschaft. Im Zentrum dieses utilitaristischen ethischen Verständnisses steht demnach die Frage:

> "Besteht ein verantwortbares Verhältnis zwischen dem Aufwand, der hier auf der einen Seite betrieben wird und dem erzielbaren Erfolg? Anders ausgedrückt: Kann ein Kind in dieser Situation von seiner Umgebung - Gesellschaft, Medizin, was immer das ist - diesen Aufwand zu seiner Lebenserhaltung erwarten und verlangen?" (Wuermeling zit. nach B-L/S 1993:25)

Fragen in bezug auf die Finanzierung der Behandlung stehen nicht im Vordergrund, da die Kosten von der Berufsgenossenschaft getragen werden. (vgl. Fußnote 92) So bleibt schlicht die Frage nach der »Qualität« des werdenden Lebens übrig, die laut Wuermeling vom relativen Grad von Aufwand und erzielbarem Erfolg bestimmt wird. (vgl. Wuermeling zit. nach B-L/S 1993:26)

> "Man kann ja die Frage einmal so extrem formulieren: Wären wir bei einem von vornherein als anenzephal festgestellten Kinde ebenfalls bereit gewesen, diesen ganzen Aufwand zu betreiben." (ebd.)

Wird die Relation von Aufwand und erzielbarem Erfolg unverhältnismäßig, z.B. durch Feststellen einer Behinderung, ist die Einstellung der künstlichen Beatmung "keine aktiv tötende Handlung" (Wuermeling zit. nach B-L/S 1993:27). Es handelt sich dann bloß um "die Zurücknahme einer Maßnahme (...), die unter falschen Voraussetzungen angesetzt worden wäre" (ebd.).

Die Bemühungen des Klinikpersonals um den »Fötus« in Form von Gymnastik mit der Hirntoten, oder Vorspielen von Musik und bestimmten Geräuschen, reichen nach Scheeles Ansicht aus, "die für einen Embryo übliche Erfahrungswelt annähernd" zu schaffen, damit "das Kind in dieser Hinsicht normal aufwachsen wird" (Scheele zit. nach DER SPIEGEL 43/92:321).

Die psychische Versorgung des »Fötus« ist laut Scheele Aufgabe der Krankenschwestern und "der werdenden Großmutter (...), die in diesem Fall die Funktion der Mutter übernehmen muß. Und zwar noch vor der Geburt." (Scheele zit. nach Winden 1992)

Für die Mediziner ist es weitgehend irrelevant, daß die Leibesfrucht mit einer überwiegend mechanisierten Umwelt konfrontiert wird, ein Umstand, der sicherlich im Gegensatz zu einer »normalen« Schwangerschaft steht und nicht den fein abgestimmten Wechselbeziehungen zwischen einer Frau und ihrer Leibesfrucht entsprechen dürfte.

Der Psychologe Petersen erklärt sich die »kühle« Perspektive der Erlanger Ärzte mit der Tatsache, daß der medizinisch-technische Fortschritt vor allem durch Abwehr bzw. Ausklammern von Emotionen abgesichert wird. Rationalität und Sachlichkeit dominieren. Eigenschaften, die als emotional gelten, sind von medizinischer Seite tabu und gelten als unwissenschaftlich. (vgl. Petersen 1993:219f.)

In einem Interview ist der führende Perinatologe Deutschlands, Erich Saling[99], hinsichtlich der Voraussagbarkeit des Gesundheitszustandes des Ungeborenen befragt worden. Salings Antwort:

"In vier Wochen wird man die Nabelschnur des Babys punktieren und dann aus dem Blut Analysen machen können, die Aufschluß darüber geben, wie es dem Kind geht. (...) Die Intensivmedizin wird, denke ich, die Probleme Ernährung, Kreislauf und Atmung in den Griff bekommen. Wenn das gelingt, sind keine besonderen Komplikationen zu erwarten. (...) Vor der Entbindung durch Kaiserschnitt müßte man die Lungenreife durch eine Fruchtwasseruntersuchung überprüfen und diese eventuell stimulieren." (Saling zit. nach DER SPIEGEL 43/92:321)

Durch die aufrechterhaltene Herz- und Kreislauffunktion bleiben laut Saling die vertrauten, üblichen Geräusche gegeben, die eine Leibesfrucht während einer Schwangerschaft Untersuchungen zufolge hört: das Pochen von Herz- und Hauptschlagader und Darmgeräusche. Die Stimme der Schwangeren kann durch andere Bezugspersonen ersetzt werden.

Kritiker/-innen aus den Reihen der pränatalen Psychologie werfen u.a. ein, daß die völlig reduktionistische Sichtweise von Schwangerschaft unabsehbare Folgen für das spätere Kind bzw. den späteren Erwachsenen haben kann. Erkenntnisse der pränatalen Psychologie lassen in diesem Sinne seelische und/oder psychosomatische Störungen erwarten.

"Vorstellbar sind Störungen, die in der Psychotherapie als Ich-Störungen oder Schizoidisierungen beschrieben sind, d. h. es sind Phänomene einer tiefgehenden Abspaltung, wo beispielsweise Erleben vom Verhalten oder rationales Denken vom Handeln abgespalten werden, lebendiges Fühlen bleibt unentwickelt. Zu befürchten ist, die Medizin züchtet ihre eigenen Krankheiten in Form von Entfremdung des Menschen von sich selbst." (Petersen zit. nach B-L/S 1993:52)

---

99 Der Berliner Geburtsmediziner Erich Saling gilt als einer der Begründer der Perinatologie, der Lehre von medizinischen Problemen während der Schwangerschaft bis nach der Geburt. Unter seinen Kollegen/Kolleginnen gilt er als "Entdecker des Ungeborenen im Mutterleib" (DER SPIEGEL 43/92:325).

Dieser Kritik hält Wuermeling entgegen, daß es keine wissenschaftlich zuverlässigen Belege für derartige Vermutungen gibt. Spekulationen über mögliche nachpubertäre Störungen dürften keine Grundlage dafür sein, einer Leibesfrucht, "die rein biologischen Möglichkeiten zum Leben zu verweigern" (Wuermeling zit. nach B-L/S 1993:53f.). Psychologische Bedenken klammert Wuermeling demnach bei seinen Abwägungen, wobei er den Lebenswert einer Leibesfrucht den »sittlichen Verpflichtungen« (s. o.) einer Gesellschaft gegenüberstellt, aus.

> "Daß ein Embryo aus einer Frau eine werdende Mutter macht, das ist psychologisch nachweisbar. Aber der umgekehrte Einfluß ist bisher nicht in wissenschaftlichem Sinne nachgewiesen, aber solche Vermutungen können nicht ausschlaggebend sein, den Embryo einfach sterben zu lassen." (Wuermeling zit. nach Hoja 1992)

Scheele und Wuermeling sprechen durchweg von der Leibesfrucht als einem »Kind«, was gerade in der öffentlichen Diskussion als manipulierende Sprachregelung gewertet werden kann. Mit dem Wort »Kind« wird selbständiges Leben nach der Abnabelung von der Mutter assoziiert. Es handelt sich nicht

> "um das 'Kind einer Leiche', sondern weder um das eine noch das andere. Solange ein Kind nicht auf der Welt ist, ist es die Leibesfrucht der Frau, der Embryo, der Fötus, das Ungeborene. Von 'Kind' zu sprechen und zu schreiben leistet Bestrebungen Vorschub, das Leben des Ungeborenen gegen das Sterben der Frau durchzusetzen." (Wuttke 1992a:29)

Nach dem Spontanabort am 16.11.1992 sprechen die Beteiligten nicht mehr vom Ungeborenen als »Kind«. Als es tot auf die Welt kommt, nennen sie es »Fötus«.[100] (vgl. Wuttke 1992:30)

Angemerkt sei noch, daß vermutlich das Vorgehen im Erlanger Universitätsklinikum zu langwierigen Prozessen wegen ärztlicher »Kunstfehler« geführt hätte, wenn das »Erlanger Baby« behindert zur Welt gekommen wäre.

9.4 Resümee

Die behandelnden Ärzte in Erlangen haben sich den »Erlanger Fall« nicht »bestellt«. Plötzlich und unerwartet müssen sie in einem Bereich, der die höchst sensiblen existentiellen Grenzerfahrungen von Leben und Tod berührt, Entscheidungen treffen. Dafür stehen Recht und Ethik offen.

Die Entscheidungen, die getroffen werden, liegen genau auf der Linie des Fortschrittsgeistes der biotechnologischen Medizin.

---

100 Nach dem Tod der Leibesfrucht wird diskutiert, ob sie beerdigt werden darf, da Totgeburten unter 1000 Gramm üblicherweise in den Klinikabfall gehören. (vgl. Wuttke 1992:30)

Definitionsmacht und Machbarkeitsvorstellungen der medizinischen Wissenschaft werden in diesem Grenzfall, wo Tod und Leben in einer Person vereint zu sein scheinen, klar ersichtlich.

In dieser »Ausnahmesituation«, die potentiell jede Frau im gebärfähigen Alter betreffen kann, offenbart sich die medizinisch gedachte Trennung von schwangerer Frau und Leibesfrucht in anschaulicher Art und Weise. Der »Erlanger Fall« kommt einer öffentlichen Demonstration des »Fötus« als Patienten gleich. In dieser Rolle wird er als abgespalten von der Frau und als eigenes Rechtssubjekt wahrgenommen und behandelt. Die Konstruktion einer solchen Wirklichkeit ignoriert die Natur an sich. (z.B. ist ein 15 cm großer »Fötus« ohne den lebendigen Leib seiner Mutter nicht lebensfähig.) Sie bedient sich einiger Fragmente der Natur und macht sie zu herstellbaren Größen.

Diese Konstellation ist Ausdruck einer Interessenspolitik, die sich als Sprachrohr des ungeborenen Lebens versteht. Dahinter steht eine ähnliche Haltung wie in der §218-Kontroverse, in der Befürworter/-innen des Paragraphen Frauen eigenverantwortliche Entscheidungen im Umgang mit Schwangerschaft und Geburt absprechen.

Eine hirntote Schwangere, wie in diesem Fall Marion P., ist nur noch Mittel zum Zweck. Ein biologisches Umfeld zur Aufbewahrung und Kultivierung eines »Kindes«.

Ideell reiht sich der »Erlanger Fall« in die gegenwärtige Forschung auf dem Gebiet der Reproduktionstechnologie ein.

Ein Teilaspekt dieser Forschung sind die weltweiten Experimente mit einer künstlichen Gebärmutter, die Fortpflanzung ohne die Frau ermöglichen soll. (vgl. GID Juni 1992)

> "Die neue Natur, der neue Mensch entstammt dann nicht mehr dem Schoße einer Frau, sondern der Gebärmaschine eines Mannes - sei es, daß er sie sich selbst einverleibt, implantiert hätte[101], sei es, daß er dazu einer Kombination bzw. eines 'Systems' von Menschen und Maschinen, insbesondere Frauen und Maschinen, oder sei es, daß er dazu praktisch nur noch der Maschine bedürfte, was zweifellos sein absolutes Ideal wäre: Gott, der Schöpfer selbst zu sein, nicht mehr nur Herrscher über den Tod - nein, das Töten! - sondern nun auch über das Leben und seine Entstehung." (Werlhof 1991:12)

So haben z.B. japanische Forscher vor kurzem ein Ziegenbaby mit Hilfe einer künstlichen Gebärmutter zur Welt gebracht.[102] (vgl. Weß 1992:23f.) Yoshinori

---

101 Am »schwangeren Mann« soll angeblich in Australien geforscht werden. (vgl. Werlhof 1991:11)
102 Der Ziegenembryo wurde nach etwa 3/4 der Tragzeit aus der Mutterziege per Kaiserschnitt entnommen. Für den Rest der Tragzeit wurde er in eine »Gebärmutter« aus Gummi mit künstlichem Fruchtwasser verpflanzt. Als Nahrung dienten ihm künstlich gereinigtes und mit Nährstoffen und Sauerstoff versetztes fötales Blut. (vgl. Weß 1992:23)

100

Kuwabara, der für diese Versuche verantwortliche Gynäkologe, hält eine Übertragung der Experimente auf den Menschen "ausdrücklich für möglich und wünschenswert" (Weß 1992:24).

1987 schloß ein IVF-Team in Bologna um den Forscher Carlo Bulletti eine einer Frau entnommene Gebärmutter zur Versorgung mit Sauerstoff und Nährlösung an eine Maschine an. Darin wurde ein befruchteter, »überschüssiger Embryo« eingespritzt, dessen Zellen sich zu teilen begannen. 52 Stunden später war das Experiment beendet, da die Gebärmutter kollabierte. (vgl. Klein 1990:163) Bullettis Ziel ist die komplette Aufzucht einer Leibesfrucht außerhalb des Mutterleibes (Ektogenese[103]). (vgl. Weß 1992:24)

> "Mit der Maschine wird so getan, als ob sie der Geist im Sinne des Lebens wäre (Perpetuum mobile-Idee). Sie stellt den Spiegel dessen dar, was Männer sich unter einer idealen Gesellschaft, Frau, Natur und Menschlichkeit, ja Gott und Substanz selbst vorstellen, zumindest simuliert sie es. Aber es ist nicht die vorgefundene Natur, die sie simuliert, sondern das, was das männliche Ideal der Natur wäre: ihre Negation, das Vakuum, die Maßstablosigkeit. Die Vernichtung und Nichtigung des Lebens, die Ausschaltung der 'Konkurrenz' der Natur gebiert - als Gebärmaschine - Totes, das in gut patriarchaler, nekrophiler Manier als das bessere Leben ausgegeben wird." (Werlhof 1991:47)

Leben wird juristisch definiert und medizinisch ausgehandelt. Leben entsteht nicht mehr selbstverständlich, »natürlich« aus und durch die Frau. Die "Maschinenschwangerschaft" (DER SPIEGEL 43/92:325) wird zum Natürlichen.

---

103 J.B.S. Haldane, britischer Biologe, prägte 1923 den Begriff der »Ektogenese«. Er bezeichnete diese Technik als Voraussetzung dafür, "Frauen von der 'Last' der Schwangerschaft und Geburt (zu) befreien und gleichzeitig die qualitative Kontrolle über die nächste Generation (zu) ermöglichen" (Weß 1992:24).

Schlußbetrachtung

Die Analyse der die Thematik betreffenden Gesichtspunkte läßt die Schlußfolgerung zu, daß Frauen in ihrer Funktion als Gebärerinnen neuen Lebens den Fixpunkt eines staatlich organisierten Kontrollnetzes darstellen.

Die Kontrolle weiblicher Gebärfähigkeit hat sich angesichts der heutigen Technologien, die Leben auf die Funktionalität seiner Einzelteile ausrichten, zu einer Kontrolle über den »Fötus« ausgeweitet, die aber nur durch und über die Frau möglich ist. Die Frau wird mehr und mehr zu einer Randfigur im Bereich menschlicher Fruchtbarkeit und erhält nur noch insoweit Bedeutung, als sie als bedrohliche Quelle vielerlei Risiken gilt.

Auf dem Wege gesetzlicher und medizinisch-wissenschaftlicher Vorschriften bzw. Regelungen wird die Kontrolle abgesichert, wodurch nahezu jede Schwangerschaft erfaßt und verwaltet werden kann.

Grundlage der Maßnahmen ist die Orientierung am Risiko, mittels der zunehmend mehr Schwangerschaften als behandlungs- und beobachtungsnotwendig eingestuft werden. Schwangere Frauen werden auf diesem Wege abhängig von ärztlichen Anweisungen und tendenziell dem ebenfalls medizinisch definierten Zustand ihres »Embryos«/»Fötus« untergeordnet.

Gleichzeitig ermöglicht diese Struktur die Wahrnehmung bevölkerungspolitischer Ziele, die sich an medizinischen Diagnosen orientierend nach der Utopie einer »Qualitätssicherung« und »-verbesserung« des vor allem genetischen Potentials der Gesellschaft ausrichten.

Die einst in direkt gewalttätiger Form begonnene Kontrolle weiblicher Gebärfähigkeit hat sich im Laufe der Zeit individualisiert. Ihre Inhalte sind zum Wunsch der Frauen bzw. Eltern geworden. Der Frau ist ihre »Natur« selbst nicht mehr geheuer. Sie verläßt sich auf das technologische Instrumentarium der Schwangerenvorsorge, das ihr ein »vernünftiges Management« ihres Zustandes in Aussicht stellt.

Dem Anschein nach aus »freier Wahl« entscheidet sie sich für die Inanspruchnahme der medizinisch-technischen Schwangerenvorsorge. Bei genauerer Betrachtung aber verbergen sich hinter dieser individuellen Entscheidung neben bevölkerungspolitischen Staatszielen gesellschaftliche Problembereiche, die in die Privatsphäre verlagert werden.

Weitgehend verschwiegen wird der »Experimentcharakter« pränataler Diagnostik, deren Spektrum ständig erweitert wird. Betont wird die Risikovermeidung, nicht erwähnt die verfahrensbedingten selbst hergestellten Risiken. Allem Anschein nach werden diese von der medizinischen Wissenschaft verdrängt und ignoriert.

Als ein »lehrreiches« Beispiel für die medizinisch-wissenschaftliche Wahrnehmung »weiblicher Natur« ist der Fall einer »hirntoten Schwangeren« anzusehen. Hier dominieren Handlungsorientierungen, in denen die Trennung von Schwangerer und »Fötus« sogar noch über ihren »Tod« hinaus zur Geltung kommt.

In der Überleitung zu den Forschungen an einer künstlichen Gebärmutter zeichnet sich die Zielsetzung ab, mit maschineller Unterstützung vollständig in den Besitz des weiblichen Gebärvermögens zu gelangen. Hier zeigt sich das Ausmaß dieser von Allmachtsphantasien bestimmten Perspektive: Gebären wird zur »männlichen Natur«. Diese Pervertierung läßt sich als Konsequenz systemimmanenter Strukturen unserer Gesellschaft begreifen.

In jüngster Zeit entwickelt sich ein in erster Linie von Frauen ins Leben gerufener Widerstand gegen diese gesellschaftliche Entwicklung. Er richtet sich gegen die mit den modernen Geburtenkontroll- und Zeugungstechnologien in Zusammenhang stehende Beherrschung, Disziplinierung und Rationalisierung weiblicher Fruchtbarkeit.

Ziel dieses Widerstandes ist neben einer allgemeinen öffentlichen Aufklärungsarbeit die Schaffung eines von Frauen selbst definierten Raumes hinsichtlich des weiblichen Gebärvermögens. Notwendig erscheint das Angebot einer Alternative zum staatlich und medizinisch-wissenschaftlich bestimmten Umgang mit Zeugung, Schwangerschaft und Geburt.

Vertreterinnen und Vertreter dieses Widerstandes sind z.B. Organisationen wie FINRRAGE (ein internationales feministisches Netzwerk des Widerstandes gegen Gen- und Reproduktionstechnologien), Feministische Frauengesundheitszentren (gesundheitliche Aufklärung und Selbsthilfe für Frauen), CARA e.V. (unabhängige Beratung zum Thema »Pränatale Diagnostik«), alternative Beratungsstellen und Schwangerschaftszentren, diverse Selbsthilfe- und Arbeitsgrupppen, Initiativen und sich »umorientierende« Ärzte und Ärztinnen. Beispielhaft ist auch das Genarchiv/Impatentia e.V. in Essen. Ferner gibt es in Deutschland seit September 1995 ein bundesweites »Netzwerk unabhängige Beratung und kritische Information zu vorgeburtlicher Diagnostik«, das sich zum Ziel gesetzt hat, den gesellschaftlichen Diskurs anzuregen, einen anderen Umgang mit Schwangerschaft zu fördern und die Pränataldiagnostik zurückzudrängen.

Hier finden sich Anhaltspunkte, die eine Basis für eine nach anderen Maßstäben ausgerichtete gesellschaftliche Entwicklung bilden können.

Danksagung

Diese Arbeit entstand als Diplomarbeit im Fachbereich Gesellschaftswissenschaften und Philosophie der Philipps-Universität Marburg und ist nur an einigen Stellen um aktuelle Änderungen im nachhinein ergänzt worden.
Für die Anregung zum Thema dieser Arbeit bedanke ich mich bei Prof. Dr. Claudia von Werlhof und Urte Sperling.

Bedanken möchte ich mich für die freundliche Auskunft von den vor Ort am »Erlanger Fall« Beteiligten, Rechtsmediziner Prof. Wuermeling, Pfarrer Denkler und Oberpfleger Barth. Ein besonderer Dank gilt Herrn Barth dafür, daß er meiner Kommilitonin Anette Jakob und mir die Intensivstation zeigte, auf der Marion P. gelegen hatte.

Außerdem möchte ich mich bei Erika Feyerabend vom Genarchiv/Impatentia e.V. in Essen für ihre besondere Unterstützung und das zur Verfügungstellen von Literaturmaterial bedanken.

Ein großes Dankeschön gilt meinen Eltern für ihre vor allem finanzielle Unterstützung.

Und ganz besonders danke ich Anette Jakob und Karin Scherer für ihre Kritik, Hilfe und freundschaftliche Begleitung durch ein halbes Jahr "Diplom-Arbeit". Karin Scherer war mir zudem bei der Überarbeitung des Textes eine große Hilfe (Muffi!). Danke!

Glossar

Amniocentese: Siehe Fruchtwasseruntersuchung!

Anamnese: Vorgeschichte einer Gesundheitsstörung oder Krankheit.

Anenzephalie: Fehlen des Gehirns, was auf eine fehlerhafte Ausbildung des Neuralrohrs zurückzuführen ist.

Chorea Huntington: »Veitstanz«, dominant erbliche neurologische Erkrankung, die meistens erst im höheren Lebensalter manifestiert wird und von Symptomen wie Muskelzucken, Sprachstörungen, zunehmende geistige Verwirrung, Abmagerung u.a. begleitet wird.

Chorionzottenbiopsie: Methode der vorgeburtlichen Diagnostik zur Entnahme von Chorionzotten, die zum extraembryonalen Gewebe außerhalb der Fruchthülle gehören.

Chromosom: Träger der menschlichen Erbsubstanz (Jeder menschliche Zellkern enthält 23 Chromosomenpaare, 22 Nicht-Geschlechtschromosomen (= Autosomen) -Paare und 2 Geschlechtschromosomen.).

Chromosomenaberration: Veränderung der Anzahl oder der Struktur von Chromosomen.

Chromosomenanalyse: Untersuchung von Zellen im Hinblick auf ihre Anzahl und »Intaktheit«.

DNA (engl.), DNS: Desoxyribonukleinsäure, chemische Grundsubstanz der Erbinformation.

Embryo: Leibesfrucht innerhalb der ersten drei Monate (Zeitraum der Organentwicklung).

Endokrinologie: Lehre von der Absonderung hormonbildender Drüsen bzw. Organe oder Gewebe und der Koordination, Steuerung und Regelung des Stoffwechsels durch Hormone.

Endoskop: Instrument zur Untersuchung von Körperinnenräumen, z.B. der Bauchhöhle.

Epikrise: abschließende kritische Beurteilung eines Krankheitsverlaufs von seiten des Arztes/der Ärztin.

Fötus: Leibesfrucht vom dritten Monat an, d.h. nach Abschluß der Organentwicklung.

Fruchtwasseruntersuchung: invasive vorgeburtliche Untersuchung, wobei mit Hilfe einer Nadel durch die Bauchwand der Mutter Fruchtwasser entnommen wird, um auf den genetischen Zustand des Ungeborenen schließen zu können.

Gen: Abschnitt der Erbinformation, der für eine bestimmte Funktion (z.B. die Produktion eines Proteins oder zur Steuerung anderer Gene) zuständig ist. (Viele Funktionen entstehen erst durch das Zusammenspiel mehrerer Gene.)

Genom: Summe der genetischen Informationen eines Organismus. Das Genom des Menschen enthält etwa 50.000 bis 100.000 verschiedene Gene. Das menschliche Genom ist in 23 Chromosomen aufgeteilt.

Genomanalyse: a) Untersuchungsmethoden, die einen Rückschluß auf die Struktur der DNS zulassen; b) Sequenzierung eines Genoms.

Genomdiagnostik: Erkennung von Krankheiten durch Untersuchung des Genoms.

Hämophilie (Bluterkrankheit): geschlechtsgebundene Erbkrankheit, die nur bei männlichen Personen auftritt, bei denen bestimmte Komponenten der Blutgerinnung fehlen.

Hunter-Syndrom: geschlechtsgebundene Erbkrankheit, die bei Männern auftritt. Angeborene Stoffwechselstörung mit fehlerhaftem Abbau von komplexen Kohlehydraten. Führt im allgemeinen zu Herzproblemen und geistiger Retardierung verbunden mit einer geringen Lebenserwartung.

Invasive Methoden: diagnostische Verfahren, die in den Körper eindringen und dadurch mit einem Gesundheitsrisiko behaftet sind.

In-Vitro-Fertilisation (IVF): Verschmelzung von Ei- und Samenzelle im Reagenzglas, außerhalb der Frau.

Isoimmunisierung (Alloimmunisierung): Blutunverträglichkeit zwischen Frau (Rh-negativ) und Leibesfrucht (Rh-positiv).

kardiotokographisch: gleichzeitige technische Registrierung kindlicher Herztöne und der Wehen während des Geburtsvorgangs.

Kariotyp: Chromosomensatz des Menschen.

Kartierung: Zuordnung von Genen zu bestimmten Chromosomen und deren Lagebestimmung zueinander auf dem Chromosom.

Keimbahn: Teile des Organismus, die die Keimzellen (Geschlechtszellen) produzieren.

Keimbahn(gen)therapie: Bei dieser Methode werden Eingriffe in die Keimzellen vorgenommen, deren Auswirkungen in der nächsten Generation zum Tragen kommen. Eingriffe in die Keimbahn des Menschen sind in der Bundesrepublik Deutschland verboten.

Keimbahnzellen: Zellen, die die Erbinformationen an die nächste Generation weitergeben. Ein Eingriff in die Keimbahnzellen betrifft also alle Nachkommen, wohingegen ein Eingriff in die übrigen Körperzellen nur das jeweils behandelte Lebewesen betrifft.

Klonierung: künstliche Erzeugung von genetisch identischen Zellen, Lebewesen etc. durch ungeschlechtliche Vermehrung einer Ausgangszelle.

Martin-Bell-Syndrom: geschlechtsgebundene Erbkrankheit, die bei männlichen Personen auftritt und zu geistiger Retardierung und verminderter Zeugungsfähigkeit führt.

Monogene Erbkrankheit: Erbkrankheit, die auf den »Defekt« eines einzelnen Gens zurückzuführen ist.

Multifaktorielles Merkmal: Eigenschaft (oder Krankheit), die durch mehrere Faktoren (Gene, Umwelteinflüsse, soziale Faktoren) verursacht wird, d.h. nicht allein genetisch bedingt ist.

Muskeldystrophie Duchenne (Muskelschwund): Erbkrankheit, die zu Muskelschwäche führt und nur bei Personen männlichen Geschlechts auftritt.

Mutation: meist spontan oder zufällig entstehende Veränderung eines Gens oder von Genkomplexen, Chromosomen (Anzahl oder Struktur) oder des Genoms (Verdopplung der gesamten Erbsubstanz). Einfluß auf die Mutationshäufigkeit durch Umwelteinflüsse (z.B. Strahlen, chemische Stoffe).

Neuralrohr (Medullarrohr-) -Defekt: Fehlentwicklung des Neuralrohrs, aus dem Gehirn und Rückenmark entstehen.

Pfaundler-Hurler-Krankheit: geschlechtsgebundener, angeborener Stoffwechselfehler im Abbau von komplexen Kohlehydraten, der zu Störungen des Knochenwachstums, des Herzens, der Leber und des Gehirns führt.

Phenylketonurie: Stoffwechselkrankheit, die auf das Fehlen bestimmter Aminosäuren zurückgeführt wird.

Sequenzierung: Bestimmung der Folge der Bausteine in einem Molekül (die Basenabfolge in der DNS bzw. Aminosäurenabfolge in einem Protein).

Spina bifida: Spaltbildung der Wirbelsäule, die zu unterschiedlichen Behinderungen führt.

teratogen: Mißbildungen bewirkend (z.B. durch Medikamente).

totipotente Zellen: Nach der Befruchtung der Eizelle beginnt sich der Embryo zu teilen. Bis einschließlich des 8-Zell-Stadiums ist jede Zelle des Embryos totipotent, d.h., nach ihrer Abspaltung könnte sich aus ihr noch ein vollständiges Individuum entwickeln.

Trisomie: Anomalie der Chromosomenzahl, bei der neben dem normalen doppelten Satz ein (einfache Trisomie) oder mehrere (doppelte usw.) Chromosomen überzählig vorhanden sind.

Trisomie 21: auch »Down-Syndrom« oder »Mongolismus« genannte genetische Abweichung mit sehr unterschiedlichen Ausprägungen, bei der das Chromosom 21 dreimal statt zweimal vorhanden ist. Es handelt sich in den meisten Fällen um eine spontane, zufällig entstandene Mutation.

Trisomie 13 / Trisomie 18: Chromosomenbefund mit einem überschüssigen Chromosom. Diese Trisomien, Patau-Syndrom (Trisomie 13) und Edwards-Syndrom (Trisomie 18), ziehen körperliche und geistige Entwicklungsstörungen nach sich. Die Lebenserwartung gilt als sehr gering.

Zellkern: Ort, in dem sich bei höheren Organismen der Hauptteil der DNS befindet.

Literaturverzeichnis

Abendzeitung vom 23.10.92: Sie will das Baby austragen. Andrea V. aus dem Nürnberger Land wünscht sich ein Kind

dies. vom 22.10.1992: Erlanger Baby. Das erste Foto

Ärzte-Zeitung vom 11.09.1990: Ultraschallscreening senkt Mortalitätsrate deutlich

dies. vom 11.09.1990: Kritik an der Garantie auf ein gesundes Kind

dies. vom 15.02.1991: Frauenärzte sollten beim Mutterpaß noch mehr Sorgfalt walten lassen

dies. vom 25.06.1991: Frauenärzte fordern Vorsorge-Qualitätskriterien

dies. vom 29.04.1992: Viele Mängel in der Schwangerenvorsorge wären leicht vermeidbar

dies. vom 04.05.1992: Ärzte spielen bei der "Kampagne 92" eine zentrale Rolle

dies. vom 04.06.1992: Herztöne des Ungeborenen

Arbeitsgruppe Gen- und Reprotechnologie. Aktionsforum MoZ (Mutterschaft ohne Zwang): Schwangerschaftsvorsorge - Wie gehen wir damit um? Zürich 1993

Archiv für Sozialpolitik e.V. Frankfurt: Das Experiment der Erlanger Klinik. Pressedokumentation Oktober/November 1992. Frankfurt a.M., November 1992

Arz de Falco, Andrea: Pränatale Diagnostik. Qualitätskontrolle für das werdende Leben. Freiburg Schweiz 1991

Baumann-Hölzle, Ruth/Bondolfi, Alberto (Hg.): Genetische Testmöglichkeiten. Ethische und rechtliche Fragen. Frankfurt/Main; New York 1990

Bayer, Vera: Der Griff nach dem ungeborenen Leben. Zur Subjektgenese des Embryos. Pfaffenweiler 1993

Beck, Ulrich: Risikogesellschaft. Auf dem Weg in eine andere Moderne. Frankfurt/Main 1986

ders.: Gegengifte: Die organisierte Unverantwortlichkeit. Frankfurt/Main 1988

Beck-Gernsheim, Elisabeth: Die Kinderfrage. Frauen zwischen Kinderwunsch und Unabhängigkeit. München 1989

dies.: Technik, Markt und Moral. Über Reproduktionsmedizin und Gentechnologie. Frankfurt/Main 1991

dies.: Den Nachwuchs genetisch optimieren? In: die tageszeitung vom 24. Dezember 1991 dies.: Gesundheit als Heilserwartung. Der Fortschritt der Gentechnologie stellt die Frage der Verantwortung neu. In: Frankfurter Rundschau vom 15.12.1992

Beller, F.K.: Rechtliche und ethische Aspekte der pränatalen Diagnostik. In: Holzgreve, Wolfgang (Hg.): Pränatale Medizin. Berlin/Heidelberg 1987

Berg, Dietrich: Pränatale Diagnostik heute. Eine Einführung. In: Berg, Dietrich/Boland, Patrick/Pfeiffer, Rudolf/Wuermeling, Hans-Bernhard (Hg.): Pränatale Diagnostik. Eine Auseinandersetzung. (Forum Paidikos) Braunschweig 1989, S.17-19

ders.: Vorwort. In: Berg, Dietrich/Boland, Patrick/Pfeiffer, Rudolf/Wuermeling, Hans-Bernhard (Hg.): Pränatale Diagnostik. Eine Auseinandersetzung. (Forum Paidikos) Braunschweig 1989, S.13-16

Bergmann, Anna: Die verhütete Sexualität. Die Anfänge der modernen Geburtenkontrolle. Hamburg 1992

Berressem, Peter: In Erlangen nicht tot. In: Frankfurter Allgemeine Zeitung (FAZ) vom 24.10.92

Birnbacher: Erlaubt aber nicht geboten. In: Universitas. Zeitschrift für interdisziplinäre Wissenschaft, 48. Jg., Nr.561, März 1993, S.209-214

Blatt, Robin J.R.: Bekomme ich ein gesundes Kind? Chancen und Risiken der vorgeburtlichen Diagnostik. Reinbek/Hamburg 1991

Blinten, Alex: Schacher um die Vermarktung eines Unglücks. In: Erlanger Nachrichten vom 18.06.1993

Blume, Angelika: Andere Umstände. Eine Orientierungshilfe für Vorsorge, Geburtsvorbereitung und Geburt. Reinbek/Hamburg 1990

Bochnik, Peter A.: Die mächtigen Diener. Die Medizin und die Entwicklung von Frauenfeindlichkeit und Antisemitismus in der europäischen Geschichte. Hamburg 1985

Bockenheimer-Lucius, Gisela/Seidler, Eduard (Hg.): Hirntod und Schwangerschaft. Dokumentation einer Diskussionsveranstaltung der Akademie für Ethik in der Medizin zum »Erlanger Fall«. Stuttgart 1993

Bommer, Heidi: Gentherapie. In: CLIO - eine periodische Zeitschrift zur Selbsthilfe, Jg.11, Nr.25, August 1986

Bräutigam, Hans Harald/Weymayr, Christian: Ich, Ich, Ich und Ich. In: DIE ZEIT, Nr. 45, 5.11.1993, S.13-16

Braun, Christina von: Nicht ich. Logik, Lüge, Libido. Frankfurt/Main 1990

Bundesministerium für Gesundheit (BMG) (Hg.): Informationen zu Gentechnik und Gentherapie. Bonn 1993

Bundesministerium für Forschung und Technologie (BMFT) (Hg.): Die Erforschung des menschlichen Genoms. Ethische und soziale Aspekte. Frankfurt/Main; New York 1991

Burandt, Martina: Perfekte Diagnostik - keine Garantie fürs Leben. In: die tageszeitung vom 18.02.1991

Burgert, Conny: Chorionzottenbiopsie. In: CLIO - eine periodische Zeitschrift zur Selbsthilfe, Jg.11, Nr.25, August 1986

Chirurgische Klinik mit Poliklinik der Universität Erlangen-Nürnberg: Abschließende Pressemitteilung der Chirurgischen Klinik mit Poliklinik und des Institutes für Anästhesiologie der Universität Erlangen-Nürnberg vom 19.11.1992

Collatz, Jürgen: "Entspricht die derzeitige Versorgung dem Betreuungs- und Beratungsbedarf schwangerer Frauen?" In: GfG, Gesellschaft für Geburtsvorbereitung e.V., Rundbrief 1/93, S.33-50

Corea, Gena: MutterMaschine. Reproduktionstechnologien - von der künstlichen Befruchtung zur künstlichen Gebärmutter. Frankfurt/Main 1988

Daele van den, Wolfgang: Der Fötus als Subjekt und die Autonomie der Frau. Wissenschaftlich-technische Optionen und soziale Kontrollen in der Schwangerschaft. In: Gerhardt, Uta/Schütze, Yvonne (Hg.): Frauensituation. Veränderungen in den letzten zwanzig Jahren. Frankfurt/Main 1988, S.189-215

Degener, Theresia: Humangenetische Beratung. Zwischen Selbstbestimmungsrecht der Frau und staatlicher Bevölkerungskontrolle. In: CLIO - eine periodische Zeitschrift zur Selbsthilfe, Jg.11, Nr.25, August 1986

Degener, Theresia/ Köbsell, Swantje: "Hauptsache, es ist gesund"? Weibliche Selbstbestimmung unter humangenetischer Kontrolle. Hamburg 1992

Der Spiegel: Leben in der Leiche. Nr. 43/1992, S.320-327

ders.: Stiller Abgang. Nr. 48/1992, S.288-290

Der Tagesspiegel vom 11.09.1992: Das Ungeborene wird immer öfter zum Patienten

Deutsches Ärzteblatt: Zwischen Recht auf Leben und Verletzung der Menschlichkeit. Kontroverse Positionen zum Erlanger »Fall«. Heft 46, 13.11.1992

Die Hinzens. Kommunikation von A bis Z: Vorabmeldung der Zeitschrift "Das Goldene Blatt" vom 20.10.1992: Hackethal: Tote von Erlangen lebt - unter Intensivfolterung und schwersten Alpträumen

Doinet, Rupp: "Wir laufen in eine Situation, die wir nicht beherrschen". In: Stern 44/92, S.36-40

Duden, Barbara: Geschichte unter der Haut. Ein Eisenacher Arzt und seine Patientinnen um 1730. Stuttgart 1987 dies.: Die »Geheimnisse« der Schwangeren und das Öffentlichkeitsinteresse der Medizin. Zur sozialen Bedeutung der Kindsregung. In: Journal Geschichte 1/1989, S.48-55

dies.: Der Frauenleib als öffentlicher Ort. Vom Mißbrauch des Begriffs Leben. Hamburg; Zürich 1991

dies.: Wie kommt die Frau zum Fötus? In: Freitag vom 6.12.1991a

dies.: Eine Art Fötenfernsehen. In: die tageszeitung vom 25.6.1992

dies.: Einleitende Bemerkungen. In: Bergmann, Anna: Die verhütete Sexualität. Die Anfänge der modernen Geburtenkontrolle. Hamburg 1992, S.7-10

Eberbach, Wolfram: Auf dem Weg zum künstlichen Leben. In: Bubner, Andrea: Die Grenzen der Medizin. Technischer Fortschritt, Menschenwürde und Verantwortung. München 1993, S.11-31

Eder, Renate/Herbst, Martin/Hamm, Hubertus: Unternehmen Schwangerschaft. In: Süddeutsche Tageszeitung vom 06.07.1990

Ehrhorn, Elisabeth: Rasterfahndung. Über die Folgen der pränatalen Diagnostik. In: Frankfurter Rundschau vom 06.05.1989

Eltern, September 9/1993: Das leistet ein Baby bei seiner Geburt, S. 138-141

Emmrich, Michael: Forscher arbeiten längst an der Technik, die nach der Gentechnik kommt. In: Frankfurter Rundschau vom 16.10.1993

ders.: Der zerstörte Traum von der Einzigartigkeit des Menschen. In: Frankfurter Rundschau vom 27.10.1993

Empfehlung des Wissenschaftlichen Beirates der Bundesärztekammer zur Erhebung von Fehlbildungen. Entwurf. Stand 20.05.1992

Faller, Isolde: Fötoskopie. In: CLIO - eine periodische Zeitschrift zur Selbsthilfe, Jg.11, Nr.25, August 1986

Feyerabend, Erika: Der Fötus und die Französische Revolution. Gedanken zum 7. internationalen Kongreß "Der Fötus als Patient", 24.-26.08.1991. In: Schlangenbrut, 9.Jg., Nr. 35, November 1991, S.17-20

dies.: Schwangerschaft im Zeitalter der Technokratie. In: GID (Gen-Ethischer Informationsdienst. Kurzinformationen und Kritik zu Gen- und Fortpflanzungstechnologien), Nr. 85, April 1993, S.14-18

dies.: Die kannibalische Ordnung. In: Stadtrevue 7/1993a, S.47-50

Fischer-Homberger, Esther: Geschichte der Medizin. Berlin; Heidelberg; New York 1975

dies.: Krankheit Frau. Zur Geschichte der Einbildungen. Darmstadt; Neuwied 1984

Flöhl, Rainer: Leben - wirklich um jeden Preis? In: FAZ vom 30.12.1992

Flügge, Sibylla: Teile und herrsche. In: Gerhard, Ute/Jansen, Mechtild/Maihofer, Andrea/Schmid, Pia/Schultz, Irmgard (Hg.): Menschenrechte haben (k)ein Geschlecht. Differenz und Gleichheit. Frankfurt/Main 1990, S.168-174

Foucault, Michel: Leben machen und sterben lassen: Die Geburt des Rassismus. In: Reinfeldt, Sebastian/Schwarz, Richard: Biopolitische Konzepte der Neuen Rechten. DISS-Texte (Duisburger Institut für Sprach- und Sozialforschung), Nr. 25, 1992, S. 27-50

Frankfurter Rundschau (FR) vom 04.11.1992: Bonn: Versuch mit toter Mutter legal

dies. vom 26.06.1993: Run auf den Test kam zu früh

dies. vom 10.07.1993: Genaue Bilder von Embryos in den ersten drei Monaten

dies. vom 17.07.1993: 21.000 Babys weniger

dies. vom 12.08.1993: Mit Neunlingen schwanger

dies. vom 10.09.1993: Bonner Fraktionen wollen den gläsernen Menschen verhindern

dies. vom 18.09.1993: Fünfjährige bekam sieben neue Organe eingepflanzt

dies. vom 25.10.1993: Menschen-Embryone geklont

dies. vom 26.10.1993: Embryo-Klonen löst Besorgnis aus. Allmachtsphantasien

dies. vom 27.10.1993: Klonen vielerorts erlaubt

dies. vom 30.10.1993: Europaparlament fordert Klon-Verbot an Menschen

dies. vom 18.11.1993: Arzt muß für Beratungsfehler in der Schwangerschaft zahlen

dies. vom 05.01.1994: Experimente mit Föten

dies. vom 10.06.1995: Zahl der Geburten sank auf Tiefstand seit 1945

Frauen gegen den §218 - Bundesweite Koordination (Hg.): Vorsicht »Lebensschützer«! Die Macht der organisierten Abtreibungsgegner. Hamburg 1991

Gesellschaft für Geburtsvorbereitung e.V. (GfG): »Pränatale Diagnostik«. Rundbrief 1/93

Greinert, Renate: Hirntod - Spiel der Möglichkeiten. Das Erlanger Experiment. In: Dr. med. Mabuse, 17.Jg. Nr.81, Dezember 1992, S.26-27

Groth, Sylvia: Ultraschall. In: CLIO - eine periodische Zeitschrift zur Selbsthilfe, Jg.11, Nr.25, August 1986 dies.: Geprüfte Schwangerschaft: Zur Geschichte der eugenischen Indikation. In: CLIO - eine periodische Zeitschrift zur Selbsthilfe, Jg.13, Nr.29, November 1988

dies.: Pränatale Diagnostik und die eugenische Indikation zum Schwangerschaftsabbruch. Evangelische Akademie Berlin 1991, S.100-118

Groth, Sylvia/Schulze, Claudia: Ethische Überlegungen zur Triple-Diagnostik. In: pro familia magazin, Sexualpädagogik und Familienplanung 1/1993, S.5-6

Hanmer, Jalna: Meine Gebärmutter gehört mir? In: Gerhard, Ute/Jansen, Mechtild/Maihofer, Andrea/Schmid, Pia/Schultz, Irmgard (Hg.): Menschenrechte haben (k)ein Geschlecht. Differenz und Gleichheit. Frankfurt/Main 1990, S.136-151

Hoja, Lothar: "Marion ist würdig gestorben". In: Erlanger Nachrichten vom 17./18.10.1992

Humana Milchwerke Westfalen eG (Hg.): Unser Baby. Das Eltern-Buch von Humana. Juni 1993

Institut fuer medizinische Genetik der Universitaet Zuerich: Genetische Beratung. Vorgeburtliche Diagnostik. o.J.

Jakob, Anette: Genese sinnweltlicher Wirklichkeitsbestimmungen. In: Die gesellschaftliche Konstruktion von Moral - Eine Fallstudie zur Grenzziehung zwischen Leben und Tod. Diplomarbeit Marburg 1994, Teil II

Katz Rothman, Barbara: Schwangerschaft auf Abruf. Vorgeburtliche Diagnose und die Zukunft der Mutterschaft. Marburg 1989

Kaupen-Haas, Heidrun: Reproduktive Rechte von Frauen oder Bevölkerungspolitik. Thesen über Heilkünste von Frauen in historischer Perspektive. In: Gerhard, Ute/Jansen, Mechtild/Maihofer, Andrea/Schmid, Pia/Schultz, Irmgard (Hg.): Menschenrechte haben (k)ein Geschlecht. Differenz und Gleichheit. Frankfurt/Main 1990, S.175-181

Kinkel, Klaus: Vorwort von Bundesjustizminister Dr. Klaus Kinkel zum Embryonenschutz-Gesetz. In: Presse- und Informationsamt der Bundesregierung (Hg.): Das Embryonenschutz-Gesetz, 1.Auflage, Mai 1990

Klein, Renate: Zum »Recht« auf Reproduktion im Patriarchat. In: Gerhard, Ute/Jansen, Mechtild/Maihofer, Andrea/Schmid, Pia/Schultz, Irmgard (Hg.): Menschenrechte haben (k)ein Geschlecht. Differenz und Gleichheit. Frankfurt/Main 1990, S.152-167

Kretzschmar, Gisela: An der Grenzlinie zwischen Therapie und Eugenik. In: Frankfurter Rundschau vom 10.09.1991

Kröner, Hans-Peter: Humangenetik und Nationalsozialismus: Fritz Lenz und Otmar von Verschuer. In: pro familia magagzin, Sexualpädagogik und Familienplanung 1/1993, S.12-14

Krone, Stephan: Das ungeborene Kind. Möglichkeiten und Grenzen vorgeburtlicher Untersuchungen. Stuttgart 1992

Kunzmann, Peter/Burkard, Franz-Peter/Wiedmann, Franz: dtv-Atlas zur Philosophie. Tafeln und Texte. München 1992

Kurthen, Martin/Linke, Detlef B./Moskopp, Dag: Teilhirntod und Ethik. In: Ethik in der Medizin, Band 1, Heft 3, 1989

Laurence, K.M.: Folgeerscheinungen und unterstützende Maßnahmen bei Schwangerschaftsabbrüchen wegen kindlicher Mißbildungen. In: Berg, Dietrich/Boland, Patrick/Pfeiffer, Rudolf/Wuermeling, Hans-Bernhard (Hg.): Pränatale Diagnostik. Eine Auseinandersetzung. (Forum Paidikos) Braunschweig 1989, S.97-104

Mascarin, Ruth: Pränatale Diagnostik: Die totale Kontrolle der Schwangerschaft. In: Fetz, Anita/Koechlin, Florianne/Mascarin, Ruth: Gene, Frauen und Millionen. Zürich 1987

Merchant, Carolyn: Der Tod der Natur. Ökologie, Frauen und neuzeitliche Naturwissenschaft. München 1987

Murken, Jan (Hg.): Pränatale Diagnostik und Therapie. Empfehlungen des Wissenschaftlichen Beirates der Bundesärztekammer zur pränatalen Diagnostik. Stuttgart 1987

Murphy, Joan: Chorionzottenbiopsie - Der griffige Eingriff in eine Schwangerschaft. In: CLIO - eine periodische Zeitschrift zur Selbsthilfe, Jg.14, Nr.30, Mai 1989

Mutterschafts-Richtlinien: Richtlinien des Bundesausschusses der Ärzte und Krankenkassen über die ärztliche Betreuung während der Schwangerschaft und nach der Entbindung in der geänderten Fassung vom 17.06.1992

Nickels, Christa: Anmerkungen einer Krankenschwester. In: Dr. med. Mabuse, 17.Jg. Nr.81, Dezember 1992, S.28

Nieden, Sabine zur : "Wenn dieser Artikel erscheint ...". In: EMMA 12/1992, S.11-12

Paasch, Rolf: Ein kleiner Schritt in die Schöne Neue Welt. In: Frankfurter Rundschau vom 30.10.1993

Peters, Linde: Reprotopia. Die neuen Fortpflanzungstechnologien. Machbarkeitswahn und Frauenverachtung. Köln 1993

Petersen, Peter: Sie wissen nicht was sie tun. In: Universitas Zeitschrift für interdisziplinäre Wissenschaft, 48. Jg., Nr.561, März 1993, S. 218-221

Presse- und Informationsamt der Bundesregierung (Hg.): Das Embryonenschutz-Gesetz. 1. Auflage, Bonn 1990

Presseinformation des Oberlandesgerichts Nürnberg vom 19.10.1992

Queißer-Luft, A./Schlaefer, K./Hauck, G./Schicketanz, K./Spranger, J.: Einrichtung eines Erfassungsprogramms für angeborene Fehlbildungen bei Neugeborenen, Mainzer Modell, Bericht für das Bundesministerium für Gesundheit. Mainz, November 1993

Röring, Regina: Humangenetik - alte Eugenik im neuen Gewand. In: CLIO - eine periodische Zeitschrift zur Selbsthilfe, Jg.11, Nr.25, August 1986

Roloff, Eckart Klaus: Eine Geburt jenseits der Grenze. In: Rheinischer Merkur vom 23.10.1992

Saling, Erich: Der »Erlanger Fall« und die Logik medizinischer Konsequenzen. In: Deutsches Ärzteblatt 90, Heft 17, 30.04.1993, S.22-25

Schindele, Eva: Gläserne Gebär-Mütter. Vorgeburtliche Diagnostik - Fluch oder Segen. Frankfurt/Main 1990

dies.: Die Entsinnlichung der Schwangerschaft. In: pro familia magazin, Sexualpädagogik und Familienplanung 1/1993, S.1-4

dies.: Pfusch an der Frau. Krankmachende Normen. Überflüssige Operationen. Lukrative Geschäfte. Hamburg 1993a

Schluck, Marie: »Erbgesundheitliche« Beratung und vorgeburtliche Untersuchungen während der Schwangerschaft. Versuch einer Einschätzung. In: CLIO - eine periodische Zeitschrift zur Selbsthilfe, Jg. 11, Nr. 25, August 1986

Schmidt, Roscha: Datenerfassung in der Gynäkologie. In: Clio - eine periodische Zeitschrift zur Selbsthilfe, Nr.32, Dezember 1990, S.4-13

dies.: Redebeitrag auf der Anhörung der SPD-Bundestagsfraktion. Bonn 1993 (Öffentliche Anhörung der SPD-Bundestagsfraktion "'Schwangerschaft nach dem Tod?' - Fragen nach dem gesetzlichen Regelungsbedarf und den Regelungsmöglichkeiten" am 04.03.1993 in Bonn)

Schreiner, Paul-Werner: Hirntod und Schwangerschaft. Symposium der Akademie für Ethik in der Medizin am 12. Dezember 1992 in der Mainzer Akademie für Wissenschaft und Literatur. In: Deutsche Krankenpflege-Zeitschrift 2/1993, S.124-127

Schroeder-Kurth, Traute: Erfahrungen mit der pränatalen Diagnostik in der Bundesrepublik Deutschland. In: Berg, Dietrich/Boland, Patrick/Pfeiffer, Rudolf/Wuermeling, Hans-Bernhard (Hg.): Pränatale Diagnostik. Eine Auseinandersetzung. (Forum Paidikos) Braunschweig 1989, S.73-83

dies.: Indikationen für die genetische Familienberatung. In: Ethik in der Medizin, Band 1, Heft 4, 1989

dies.: "Die Welt ist sensibler geworden". In: pro familia magazin, Sexualpädagogik und Familienplanung 1/1993, S.7-9

Schroeder-Kurth, Traute/Wehowsky, Stephan (Hg.): Das manipulierte Schicksal. Künstliche Befruchtung, Embryotransfer und Pränatale Diagnostik. Frankfurt/Main 1988

Schulz, Ulrike: Gene mene muh, raus mußt du. Eugenik - von der Rassenhygiene zu den Gen- und Reproduktionstechnologien. AG SPAK M 107. München 1992

Schulze, Claudia: Was ist der Triple-Test? In: CLIO - eine periodische Zeitschrift zur Selbsthilfe, Jg.18, Nr.37, September 1993, S. 30

Schwarzer, Alice: Die Erlangen-Karlsruhe Connection. In: EMMA 12/92, S.13

Sierck U./Radtke N.: Die Wohltätermafia. Vom Erbgesundheitsgericht zur Humangenetischen Beratung. Hamburg 1984

Sozialwissenschaftliche Forschung und Praxis für Frauen e.V. (Hg.): Beiträge zur feministischen Theorie und Praxis. Frauen zwischen Auslese und Ausmerze. Band 14, Köln 1985

Süddeutsche Zeitung vom 21.11.1992: Fünf Kinder hirntoter Mütter ausgetragen

Theisen, Heinz: Bio- und Gentechnologie - Eine politische Herausforderung. Stuttgart; Berlin; Köln 1991

Tietze, K.W.: Epidemiologische und sozialmedizinische Aspekte der Schwangerschaft. Eine Untersuchung zu den sozialen und regionalen Bedingungen der Inanspruchnahme von Schwangerenvorsorge. In: Der Bundesminister für Arbeit und Sozialordnung (BMAS) (Hg.). Bonn, April 1982

Treusch-Dieter, Gerburg: Wo die Gene sprechen, hat die Frau zu schweigen. Finis Matrae. In: dies.: Von der sexuellen Rebellion zur Gen- und Reproduktionstechnologie. Tübingen 1990, S.245-256

Vilmar, Karsten/Bachmann, Klaus-Ditmar: Erhebung von Fehlbildungen. Empfehlung des Wissenschaftlichen Beirats der Bundesärztekammer. In: Dt. Ärzteblatt, 90, Heft 9, 05.03.1993

Vollmann, Jochen: Medizinethische Probleme des Schwangerschaftsabbruches. Argumente gegen eine utilitaristisch-funktionalistische Ethik. In: Ethik in der Medizin, Band 4, Heft 1, 1992

Volkshochschule der Stadt Oberhausen (Hg.): Mutterpass. Alles unter Kontrolle. Schwangerschaftsvorsorge=Schwangerschaftskontrolle? Ein kritischer Bericht des VHS-Arbeitskreises "Frauen diskutieren über Gen-Technologie", o. Jg.

Vorsorge-Initiative der Aktion Sorgenkind (Hg.): Der komplette Vorsorgeplan. Gesunde Kinder - unsere Verantwortung. 3. Auflage, Mai 1992

Waldschmidt, Anne: Gentechnologie in der Medizin. In: Deutsche Hebammen-Zeitschrift 10/1991, S.406-411

Wandtner, Reinhard: Ganz tot. Die Schwangere von Erlangen. In: FAZ vom 19.11.1992

Wedemeyer, Georg: "Das darf nie wieder passieren". In: Stern 49/92, S.220-221

Wegener, Hildburg: Die Situation ist so pervers, daß unsere Argumente nicht mehr greifen. Zum »Erlanger Fall« einer hirntoten Schwangeren. In: Mitteilungen der evangelischen Frauenarbeit in Deutschland, Nr. 385, Februar 1993, S.33-37

Weizsäcker, Christine von: Wider ein »Europa der Gesundheit«. Kritische Anmerkungen zum Forschungsprogramm-Vorschlag "Prädiktive Medizin". In: pro familia magazin, Sexualpädagogik und Familienplanung 1/1993, S.15-17

Werlhof, Claudia von: Männliche Natur und künstliches Geschlecht. Texte zur Erkenntniskrise der Moderne. Wien 1991

Weß, Ludger: Der Griff nach der Bevölkerung. Humangenetik und Bevölkerungspolitik. In: Herrmann, Georg/Lüpke, Klaus von (Hg.): Lebensrecht und Menschenwürde. Behinderung, Eugenische Indikation und Gentechnologie. Essen 1991, S.66-87

ders.: Neues von der künstlichen Gebärmutter. In: GID (Gen-Ethischer Informationsdienst. Kurzinformationen und Kritik zu Gen- und Fortpflanzungstechnologien), Nr. 78, Juni 1992, S.23-24

Wewetzer, Hartmut: Das Ungeborene wird immer öfter zum Patienten. In: Tagesspiegel vom 11.09.1992

Wiesemann, Claudia: Statement zur öffentlichen Anhörung der SPD-Bundestagsfraktion. Bonn 1993 (Öffentliche Anhörung der SPD-Bundestagsfraktion "'Schwangerschaft nach dem Tod?' - Fragen nach dem gesetzlichen Regelungsbedarf und den Regelungsmöglichkeiten" am 04.03.1993 in Bonn)

Winden, Dorothee: "Es handelt sich um einen Leichnam". Interview mit Dr. Johannes Scheele. In: die tageszeitung vom 16.10.1992

Wolff, Gerhard: Die ethischen Konflikte durch die humangenetische Diagnostik. In: Ethik in der Medizin, Band 1, Heft 4, 1989

Wuermeling, Hans-Bernhard: Gesetz und Recht zum ärztlichen Handeln bei Anfang und Ende des menschlichen Lebens. In: Lenk, Hans u.a. (Hg.): Ethik der Wissenschaften, Band 4, 1987, S.101-108

ders.: Gesellschaft und Zeitgeist. Eine Einführung. In: Berg, Dietrich/Boland, Patrick/Pfeiffer, Rudolf/Wuermeling, Hans-Bernhard (Hg.): Pränatale Diagnostik. Eine Auseinandersetzung. (Forum Paidikos) Braunschweig 1989, S.128-133

ders.: Leben um jeden Preis? Zur Diskussion um das »Erlanger Baby«. In: ALfA (Aktion Lebensrecht für alle)-Rundbrief 32, Dezember 1992

Wuermeling, Hans-Bernhard/Scheele, Johannes: Das Kind in der toten Mutter. Ethische und rechtliche Überlegungen zu dem Fall an der Universitätsklinik Erlangen. In: FAZ vom 17.10.1992a

Wuttke, Gisela: Ein unvorhersehbarer Abgang. Die Erlanger Hirntote und die Grenzen der Medizin. In: Wochenpost Nr. 49, 26. November 1992

dies.: Ein Tod in Erlangen. Der Bedarf bestimmt die Definition. In: Dr. med. Mabuse, 17.Jg. Nr.81, Dezember 1992a, S.29-30 dies.: Der kleine Prinz von Erlangen - Eine kritische Reflexion über Gewalt in der Medizin. In: Bubner, Andrea: Die Grenzen der Medizin. Technischer Fortschritt, Menschenwürde und Verantwortung. München 1993, S.59-77

dies.: Statement zur Anhörung »Erlanger Experiment«. Bonn 1993a. (Öffentliche Anhörung der SPD-Bundestagsfraktion "'Schwangerschaft nach dem Tod?' - Fragen nach dem gesetzlichen Regelungsbedarf und den Regelungsmöglichkeiten" am 04.03.1993 in Bonn)

Zerres, Klaus: Humangenetische Beratung: Klientel, Aufgaben, Grenzen, Probleme. In: pro familia magagzin, Sexualpädagogik und Familienplanung 1/1993

Zimmermann, Beate: Der Beitrag der Medizin zur Entwicklung des DIN-Menschen. In: Herrmann, Georg/Lüpke, Klaus von (Hg.): Lebensrecht und Menschenwürde. Behinderung, Eugenische Indikation und Gentechnologie. Essen 1991, S.88-108

Zöller, Dagmar: Amniozentese. In: CLIO - eine periodische Zeitschrift zur Selbsthilfe, Jg.11, Nr.25, August 1986